ENTZÜNDUNGSHEMMENDE ERNÄHRUNG

EINFACH SCHNELL UND WIRKSAM MIT ÜBER 100 REZEPTEN MIT MAXIMAL 5 ZUTATEN GEGEN ENTZÜNDUNGEN FÜR EINEN GESUNDEN ALLTAG UND GESTEIGERTES WOHLBEFINDEN

Gretel Martell

Dieses Dokument ist darauf ausgerichtet, genaue und verlässliche Informationen zu dem behandelten Thema und Sachverhalt zu liefern.

- Aus einer Grundsatzerklärung, die zu gleichen Teilen von einem Komitee der American Bar Association und einem Komitee von Verlegern und Verbänden angenommen und genehmigt wurde.

Die Reproduktion, Vervielfältigung oder Weitergabe dieses Dokuments in elektronischer oder gedruckter Form ist in keiner Weise zulässig. Alle Rechte vorbehalten.

Die hier zur Verfügung gestellten Informationen sind wahrheitsgemäß und konsistent, so dass jede Haftung, im Sinne von Unachtsamkeit oder anderweitig, durch die Nutzung oder den Missbrauch von Richtlinien, Prozessen oder Anweisungen, die in diesem Dokument enthalten sind, in der alleinigen und vollständigen Verantwortung des Empfängers und Lesers liegt. Unter keinen Umständen kann der Herausgeber für Wiedergutmachung, Schäden oder finanzielle Verluste, die direkt oder indirekt auf die hierin enthaltenen Informationen zurückzuführen sind, haftbar oder verantwortlich gemacht werden.

Alle Urheberrechte, die nicht im Besitz des Herausgebers sind, liegen bei den jeweiligen Autoren.

Die hierin enthaltenen Informationen werden ausschließlich zu Informationszwecken angeboten und sind als solche allgemein gültig. Die Präsentation der Informationen ist ohne Vertrag oder irgendeine Art von Garantiezusage.

Die verwendeten Warenzeichen werden ohne Zustimmung verwendet, und die Veröffentlichung des Warenzeichens erfolgt ohne Erlaubnis oder Rückendeckung des Markeninhabers. Alle Warenzeichen und Marken in diesem Buch dienen nur der Verdeutlichung und gehören den Eigentümern selbst, die nicht mit diesem Dokument verbunden sind.

Bonus im Inneren des Buches

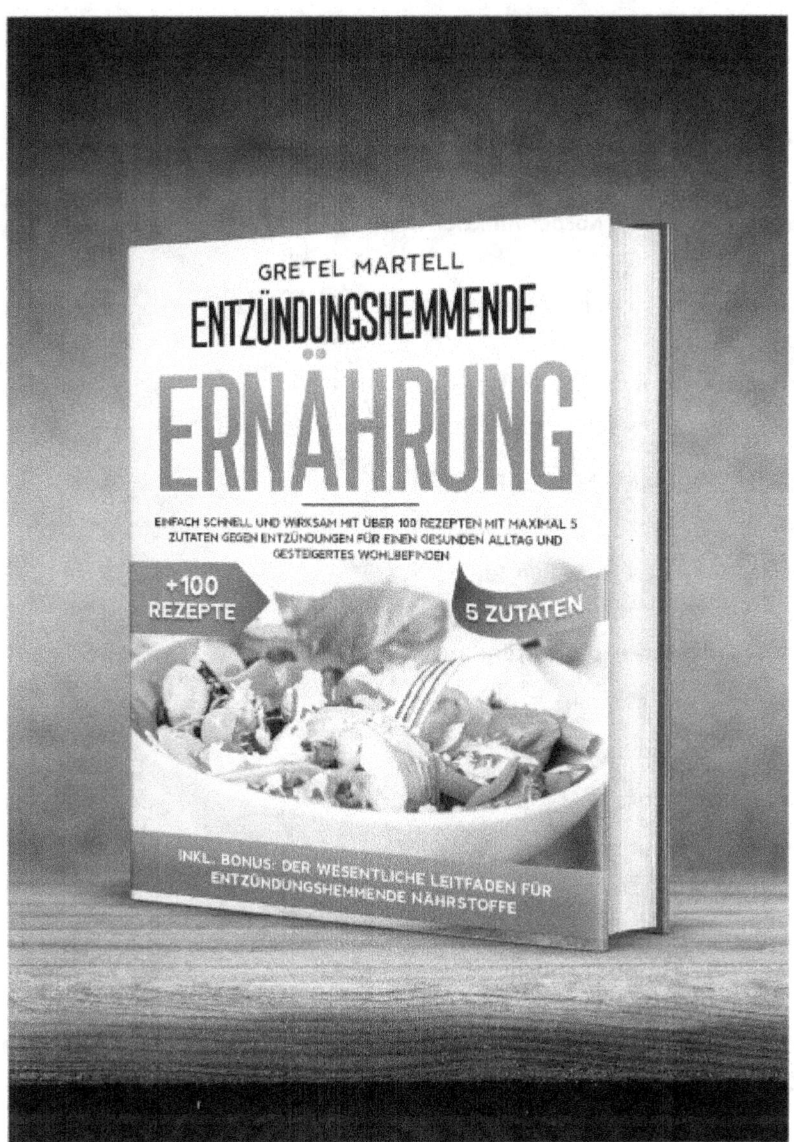

Scrollen Sie bis zum Ende und scannen Sie den QR CODE

Inhaltsverzeichnis

KAPITEL 6: ENTZÜNDUNGSHEMMENDE DESSERTS   78

KAPITEL 7: ESSENSPLAN UND EINKAUFSLISTE   88

Einleitung

Unsere Gesundheit beginnt mit dem, was auf unseren Tellern liegt. Die Ernährung spielt eine entscheidende Rolle in der Art und Weise, wie unser Körper auf die täglichen Herausforderungen reagiert, insbesondere auf Entzündungen, die sowohl heilend als auch schädlich sein können. Dieses Buch öffnet eine Tür zu einem Verständnis der direkten Verbindung zwischen den Lebensmitteln, die wir konsumieren, und unserem körperlichen Wohlbefinden. Es erweitert unsere Perspektive über die bloße Nahrungsaufnahme hinaus und beleuchtet, wie eine gezielte Auswahl an Lebensmitteln uns helfen kann, ein gesünderes und vitaleres Leben zu führen.

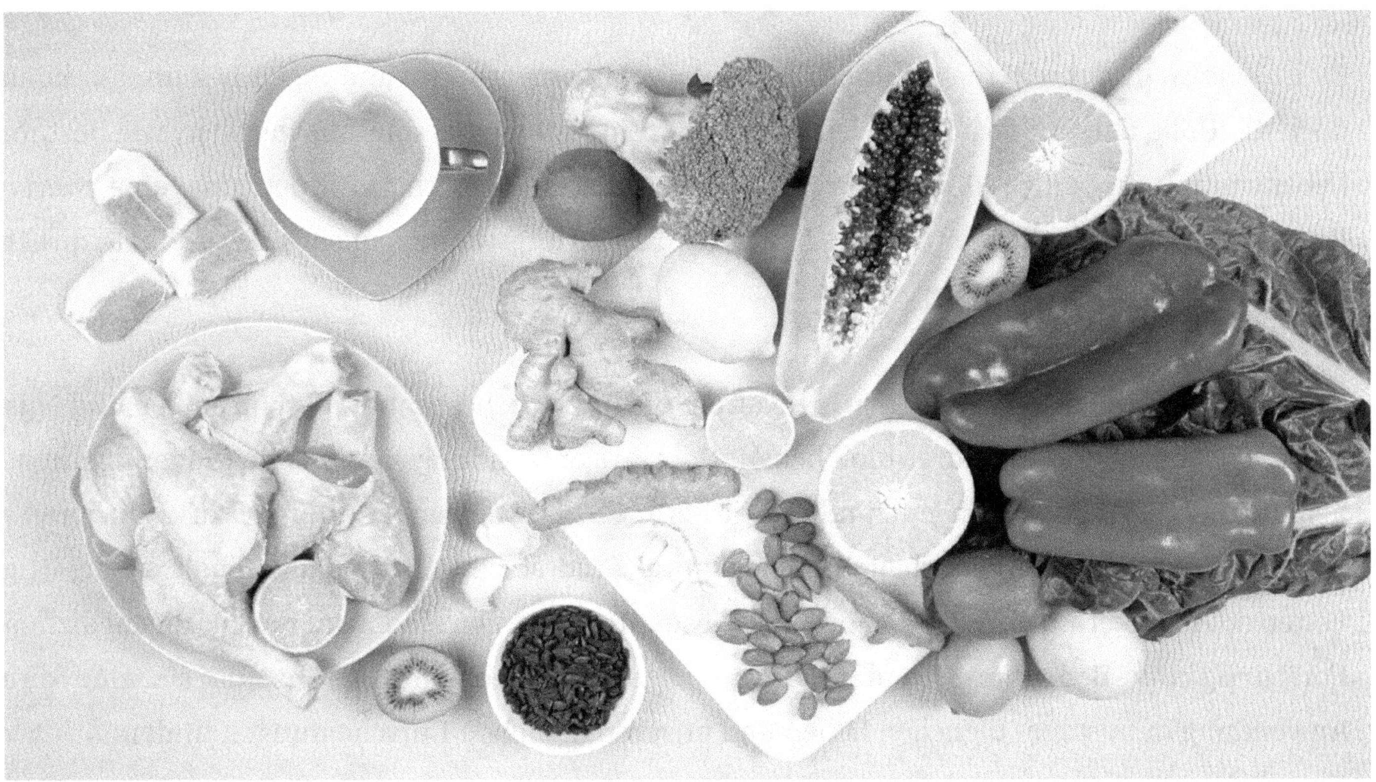

Der Zusammenhang zwischen Ernährung und Entzündungen

Entzündungen sind eine natürliche Reaktion unseres Körpers auf Verletzungen oder Krankheiten – ein entscheidender Aspekt unseres Immunsystems, der uns hilft, von Infektionen und Schäden zu heilen. Doch wenn diese Entzündungsreaktionen außer Kontrolle geraten oder chronisch werden, können sie mehr schaden als nutzen. In der modernen Welt, wo der Körper ständig durch Umweltfaktoren, Stress und besonders durch unsere Ernährung herausgefordert wird, ist das Gleichgewicht oft gestört. Die Wissenschaft hat festgestellt, dass bestimmte Nahrungsmittel und Ernährungsgewohnheiten dazu beitragen können, entzündliche Prozesse im Körper zu fördern oder zu hemmen.

Es ist eine weit verbreitete Annahme, dass nur Medikamente Entzündungen bekämpfen können, doch die Rolle der Ernährung ist ebenso zentral. Ein tieferes Verständnis darüber, wie bestimmte Lebensmittel die entzündlichen Prozesse beeinflussen können, eröffnet uns eine wertvolle Perspektive: die Möglichkeit, durch bewusste Ernährungswahlen unsere Gesundheit direkt zu beeinflussen.

Nehmen wir zum Beispiel Omega-3-Fettsäuren, die in Fisch, bestimmten Pflanzenölen und Nüssen zu finden sind. Diese Fettsäuren sind bekannt für ihre entzündungshemmenden Eigenschaften. Sie helfen, die Produktion von entzündungsfördernden Substanzen im Körper zu reduzieren. Im Gegensatz dazu können verarbeitete Lebensmittel und solche mit hohem Gehalt an gesättigten Fetten oder Zucker Entzündungen fördern. Diese Informationen sind nicht nur für die medizinische Forschung von Bedeutung, sondern auch für jeden Einzelnen von uns, da sie eine direkte Anwendung in unserem täglichen Leben und unseren täglichen Entscheidungen finden.

Zucker zum Beispiel, ein häufiger Bestandteil vieler Diäten, kann Entzündungsprozesse erheblich beeinflussen. Die regelmäßige Aufnahme von zuckerreichen Speisen und Getränken kann zu einer dauerhaften Entzündungsreaktion führen, die wiederum zahlreiche Gesundheitsprobleme nach sich zieht, darunter Typ-2-Diabetes und Herzerkrankungen. Diese Erkenntnis legt nahe, dass eine Reduzierung der Zuckerzufuhr ein wichtiger Schritt ist, um entzündliche Reaktionen im Körper zu minimieren und die allgemeine Gesundheit zu fördern.

Ebenso zeigt die Forschung, dass Antioxidantien, die in buntem Obst und Gemüse wie Beeren, Grünkohl und Paprika reichlich vorhanden sind, freie Radikale neutralisieren können, die im Körper entzündliche Prozesse auslösen. Durch den Verzehr dieser Lebensmittel kann die Belastung durch oxidative Stressfaktoren, die zu chronischen Entzündungen führen können, reduziert werden.

Auch Gewürze spielen eine entscheidende Rolle bei der Entzündungshemmung. Kurkuma zum Beispiel, das Curcumin enthält, ist für seine starken entzündungshemmenden und antioxidativen Eigenschaften bekannt. Regelmäßiger Konsum kann dazu beitragen, die Symptome von Erkrankungen, die mit chronischen Entzündungen verbunden sind, zu lindern.

Die Verbindung zwischen Ernährung und Entzündung ist nicht nur wissenschaftlich fundiert, sondern auch tief in der Geschichte verwurzelt. Viele traditionelle Heilmethoden aus verschiedenen Kulturen haben die entzündungshemmenden Eigenschaften von Lebensmitteln und Kräutern seit Jahrhunderten genutzt. Diese traditionelle Weisheit, unterstützt durch moderne wissenschaftliche Erkenntnisse, bietet uns heute eine mächtige Strategie zur Verbesserung unserer Gesundheit.

Es ist klar, dass die Entscheidung für eine entzündungshemmende Diät mehr als nur eine einfache Wahl zwischen verschiedenen Lebensmitteln ist. Es ist eine Entscheidung für einen Lebensstil, der darauf abzielt, die Gesundheit zu optimieren und Krankheiten vorzubeugen. In diesem Sinne sind Informationen und Aufklärung über die Auswirkungen der Ernährung auf entzündliche Prozesse von entscheidender Bedeutung. Jeder Bissen ist eine Gelegenheit, entweder die Entzündung zu fördern oder zu bekämpfen. Somit ist es essentiell, dass wir uns bewusst machen, wie unsere Ernährungsgewohnheiten unseren Körper beeinflussen – im Guten wie im Schlechten.

Die wachsende Erkenntnis über den Zusammenhang von Ernährung und Entzündungen hat das Potential, die öffentliche Gesundheit wesentlich zu verbessern. Sie bietet eine Chance, präventiv gegen zahlreiche chronische Krankheiten vorzugehen, die durch unkontrollierte Entzündungsprozesse verschlimmert werden können. Indem wir die Macht der Ernährung nutzen, können wir nicht nur unsere Lebensqualität verbessern, sondern auch die Belastung durch Krankheiten in unserer Gesellschaft verringern.

Zielsetzung des Buches

In einer Zeit, in der gesundheitliches Wohlbefinden zunehmend in den Fokus rückt, offenbart sich die Notwendigkeit, unsere Ernährungsgewohnheiten zu überdenken und anzupassen. Dieses Buch ist aus der Überzeugung entstanden, dass jeder Einzelne die Macht besitzt, durch bewusste Ernährung nicht nur seine Gesundheit zu beeinflussen, sondern auch sein allgemeines Lebensgefühl nachhaltig zu verbessern. Die zentrale Zielsetzung dieses Werkes ist es daher, den Leserinnen und Lesern fundiertes Wissen und praktische Anleitungen an die Hand zu geben, um eine entzündungshemmende Diät erfolgreich in ihren Alltag zu integrieren.

Das übergeordnete Ziel dieses Buches ist es, Bewusstsein zu schaffen über die tiefgreifende Wirkung, die Ernährung auf die Entzündungsprozesse in unserem Körper hat. Entzündungen sind, wie bereits diskutiert, eine natürliche Reaktion des Körpers, können jedoch bei chronischer Aktivität zu einer Vielzahl von Gesundheitsproblemen führen. Durch Aufklärung und praxisnahe Tipps soll dieses Buch als Wegweiser dienen, um den Lesern zu helfen, ihre Ernährung so umzustellen, dass sie ihre Gesundheit aktiv fördern und Krankheiten vorbeugen.

Darüber hinaus zielt dieses Buch darauf ab, den Lesern eine klare und verständliche Erklärung darüber zu bieten, warum bestimmte Lebensmittel entzündungsfördernd wirken und andere entzündungshemmend sind. Diese Informationen sind entscheidend, um fundierte Entscheidungen über die eigene Ernährung treffen zu können. Es geht nicht nur darum, „gute" von „schlechten" Lebensmitteln zu unterscheiden, sondern um ein tieferes Verständnis der biochemischen Vorgänge im Körper und wie wir diese durch unsere Ernährung beeinflussen können.

Ein weiteres wesentliches Anliegen dieses Buches ist die praktische Umsetzbarkeit. Es soll nicht bei der Theorie bleiben; vielmehr werden konkrete, schmackhafte und innovative Rezepte bereitgestellt, die den Alltag der Leser bereichern und die Umstellung auf eine entzündungshemmende Ernährung erleichtern sollen. Diese Rezepte sind so konzipiert, dass sie nicht nur gesundheitliche Vorteile bieten, sondern auch mit Genuss verbunden sind. Die Ernährungsumstellung, die wir vorschlagen, soll kein Verzicht, sondern eine Bereicherung sein – eine Feier der Vielfalt und der Geschmäcker, die die Natur uns bietet.

Zusätzlich beabsichtigt dieses Buch, eine Brücke zu schlagen zwischen traditionellem Wissen und moderner Wissenschaft. Viele der entzündungshemmenden Diätansätze haben ihre Wurzeln in alten Heiltraditionen. Diese historischen Weisheiten werden mit aktuellen wissenschaftlichen Erkenntnissen untermauert, um eine Diät zu schaffen, die sowohl zeitlos als auch effektiv ist. Dadurch wird eine Balance zwischen bewährten Naturheilmitteln und moderner ernährungswissenschaftlicher Forschung geschaffen, die den Lesern Sicherheit und Vertrauen in die empfohlenen Ernährungsstrategien gibt.

Ein besonderes Augenmerk liegt auch auf der Individualität jedes Einzelnen. Wir erkennen, dass jeder Mensch einzigartig ist – mit eigenen Vorlieben, Abneigungen und körperlichen Bedingungen. Deshalb bietet dieses Buch Anpassungsoptionen und Alternativen, die es jedem ermöglichen, die Ernährungsumstellung auf seine persönlichen Bedürfnisse und Umstände zuzuschneiden. Es werden Werkzeuge an die Hand gegeben, um eigene Ernährungspläne zu entwickeln, die nicht nur entzündungshemmend wirken, sondern auch die individuelle Lebensweise und die kulinarischen Vorlieben berücksichtigen.

Letztlich strebt dieses Buch danach, eine Quelle der Inspiration und des Optimismus zu sein. Es soll den Lesern die Zuversicht geben, dass durch kleine, gezielte Veränderungen in der Ernährung ein großer Schritt hin zu besserer Gesundheit und gesteigertem Wohlbefinden möglich ist. Indem dieses Buch nicht nur als Informationsquelle, sondern auch als Motivationshilfe dient, möchte es den Weg für eine lebenslange Reise zu Gesundheit und Vitalität ebnen.

In dieser Hinsicht ist die Zielsetzung des Buches umfassend und ganzheitlich: Es soll informieren, anleiten, inspirieren und den Lesern die Mittel an die Hand geben, mit denen sie ihre Gesundheit durch eine bewusste Ernährung selbst in die Hand nehmen können. Mit jedem Kapitel und jedem Rezept wird dieser Weg zur Selbstbefähigung weiter geebnet, in der Hoffnung, dass jeder Leser die Kontrolle über sein Wohlbefinden erfolgreich ergreift und ein gesünderes, zufriedeneres Leben führt.

Mit dem Abschluss dieser Einleitung stehen wir am Anfang einer Reise, die das Potenzial hat, unser Leben zu transformieren. Die folgenden Seiten bieten nicht nur tiefgehende Einblicke in die Wechselwirkungen zwischen Ernährung und Entzündungen, sondern auch praktische Anleitungen, die jeder in seinen Alltag integrieren kann. Das Ziel ist es, ein umfassendes Verständnis und die nötigen Werkzeuge zu vermitteln, um eine entzündungshemmende Ernährungsweise zu adoptieren, die Freude bereitet und nachhaltig zur Gesundheit beiträgt. Lassen Sie uns gemeinsam diese Schritte in Richtung eines bewussteren und gesünderen Lebens gehen.

Kapitel 1: Grundlagen der Entzündung

Entzündungen sind ein fundamentaler Bestandteil der menschlichen Biologie, ein essenzieller Prozess, der sowohl Heilung als auch Schaden bewirken kann. Dieses faszinierende Doppelgesicht der Entzündung fordert ein tiefgreifendes Verständnis seiner Mechanismen und Auswirkungen. Im Folgenden werden wir die wesentlichen Aspekte der Entzündungsreaktionen erkunden, von ihrer Rolle in der akuten Immunantwort bis hin zu den langfristigen Konsequenzen chronischer Entzündungen für die Gesundheit.

Was eine Entzündung ist und wie sie im Körper funktioniert

Entzündungen sind grundlegende biologische Prozesse, die in unserem Körper stattfinden und eine zentrale Rolle in der Immunantwort spielen. Sie sind die natürliche Reaktion des Körpers auf schädliche Reize wie Infektionen, Verletzungen oder Toxine. Diese komplexe Reaktion dient dazu, das betroffene Gewebe zu heilen und wiederherzustellen. Um die Funktionsweise einer Entzündung vollständig zu verstehen, ist es wichtig, ihre Mechanismen, Auslöser und die darauf folgende Heilung zu betrachten.

Wenn ein schädlicher Reiz den Körper trifft, wird das Immunsystem aktiviert. Es sendet eine Armee von weißen Blutkörperchen und anderen Substanzen an den Ort des Geschehens, um den Eindringling zu bekämpfen. Dieser Vorgang wird durch eine Vielzahl von chemischen Signalen gesteuert, darunter Zytokine und Chemokine, die als Botenstoffe fungieren und eine schnelle Reaktion ermöglichen. Diese Substanzen erhöhen die Durchlässigkeit der Blutgefäße, wodurch mehr Immunzellen und Nährstoffe zum betroffenen Bereich gelangen können.

Die erste sichtbare Reaktion des Körpers ist oft eine Entzündung, die durch Rötung, Schwellung, Hitze und manchmal Schmerzen gekennzeichnet ist. Diese Symptome sind nicht nur Zeichen des Kampfes, der sich unter der Oberfläche abspielt, sondern auch ein Teil des Heilungsprozesses. Die erhöhte Blutzufuhr transportiert wichtige Nährstoffe und Sauerstoff zur betroffenen Stelle, was für die Reparatur des Gewebes unerlässlich ist.

Ein weiterer entscheidender Aspekt der Entzündungsreaktion ist die Fähigkeit, beschädigte Zellen und Gewebe abzubauen und zu entfernen. Makrophagen, eine Art weißer Blutkörperchen, spielen hierbei eine wichtige Rolle. Sie „fressen" buchstäblich die abgestorbenen Zellen und Trümmer, ein Prozess, der als Phagozytose bekannt ist. Dies hilft nicht nur, das betroffene Gebiet von Zellresten zu reinigen, sondern auch, den Weg für die Bildung neuen Gewebes zu ebnen.

Die Komplexität der entzündlichen Antwort ist bemerkenswert und zeigt die ausgeklügelte Balance des Körpers bei der Krankheitsbekämpfung und Selbstheilung. Die Entzündung ermöglicht es dem Körper, sich zu schützen, indem sie schnell auf Bedrohungen reagiert, sie isoliert und eliminiert. Gleichzeitig wird das beschädigte Gewebe repariert und durch neues ersetzt, was die Wiederherstellung der normalen Funktion sicherstellt. Allerdings ist dieser Prozess nicht immer ausschließlich positiv.

Obwohl eine Entzündung für den Heilungsprozess unerlässlich ist, kann sie bei unzureichender Regulation oder bei einer übermäßigen Reaktion zu verschiedenen Problemen führen. In einigen Fällen kann das Immunsystem überreagieren oder es wird chronisch aktiv, was zu anhaltenden oder wiederkehrenden Entzündungen führt. Solche chronischen Entzündungen können zu einer Vielzahl von langfristigen Gesundheitsproblemen beitragen, darunter Autoimmunerkrankungen, Herz-Kreislauf-Erkrankungen und sogar einige Arten von Krebs.

Die Balance zwischen effektiver Immunantwort und Überreaktion ist entscheidend. Es erfordert ein tiefes Verständnis der verschiedenen Faktoren, die Entzündungsprozesse beeinflussen können, darunter genetische Prädispositionen, Lebensstil und insbesondere Ernährung. Hier schließt sich der Kreis zu unserer ursprünglichen Diskussion über die Rolle der Ernährung in der Entzündungsreaktion.

Die Erkenntnis, dass wir durch unsere Ernährungswahl direkt auf diese fein abgestimmten Prozesse einwirken können, verleiht der täglichen Auswahl an Lebensmitteln eine tiefere Bedeutung. Nahrungsmittel, die reich an Antioxidantien und Omega-3-Fettsäuren sind, unterstützen beispielsweise die Reduzierung von Entzündungen. Andererseits können Lebensmittel, die reich an Zucker und gesättigten Fetten sind, entzündliche Prozesse fördern und so den Körper belasten.

Durch ein fundiertes Verständnis der Grundlagen der Entzündung können wir beginnen, bewusste Entscheidungen zu treffen, die nicht nur unsere Gesundheit fördern, sondern auch unser Wohlbefinden nachhaltig verbessern. Dieses Wissen befähigt uns, aktiv an der Gestaltung unserer Gesundheit mitzuwirken, indem wir die Weichen für eine entzündungsarme Zukunft stellen.

Unterschiede zwischen akuten und chronischen Entzündungen

Entzündungen sind ein zweischneidiges Schwert innerhalb des menschlichen Körpers: einerseits essentiell für die Heilung, andererseits potentiell schädlich, wenn sie unkontrolliert verlaufen. Um die Dynamik und die Auswirkungen von Entzündungen umfassend zu verstehen, ist es entscheidend, die Unterschiede zwischen akuten und chronischen Entzündungen zu erkennen. Diese Differenzierung hilft nicht nur, die biologischen Prozesse besser zu verstehen, sondern auch, gezielte Behandlungsansätze zu entwickeln.

Akute Entzündungen treten als direkte Antwort auf eine Verletzung oder Infektion auf. Sie sind durch ihre Kurzlebigkeit und ihre typischen Anzeichen wie Rötung, Schwellung, Hitze und Schmerz gekennzeichnet. Diese Symptome sind das Ergebnis der biologischen Mechanismen, die in Gang gesetzt werden, um Krankheitserreger abzuwehren und beschädigtes Gewebe zu reparieren. Ein einfaches Beispiel hierfür ist die Reaktion auf einen Schnitt oder eine Schürfwunde. Das Immunsystem mobilisiert schnell Truppen aus weißen Blutkörperchen, die zur verletzten Stelle eilen, um den Heilungsprozess zu unterstützen und Infektionen zu verhindern.

Die akute Entzündungsreaktion ist typischerweise intensiv, aber zeitlich begrenzt. Sie dauert in der Regel nur wenige Tage bis Wochen. Diese Art der Entzündung ist entscheidend für das Überleben, da sie es dem Körper ermöglicht, auf unmittelbare Bedrohungen zu reagieren und Schäden schnell zu reparieren. Die Effizienz dieses Prozesses ist bemerkenswert, aber er ist auch so konzipiert, dass er sich selbst begrenzt, um Schäden am Körper zu minimieren.

Im Gegensatz dazu stehen chronische Entzündungen, die länger andauern und oft weniger offensichtliche Symptome aufweisen. Diese Form der Entzündung kann sich über Monate oder sogar Jahre erstrecken und wird häufig nicht durch spezifische, akute Ereignisse ausgelöst. Chronische Entzündungen entstehen, wenn der Entzündungsprozess nicht erfolgreich abgeschlossen wird oder wenn der Körper ständig geringfügigen, aber wiederkehrenden Schädigungen ausgesetzt ist. Beispiele hierfür können anhaltende Infektionen, Autoimmunerkrankungen oder sogar fortgesetzte Exposition gegenüber schädlichen Umweltfaktoren sein.

Ein kritischer Aspekt der chronischen Entzündung ist, dass sie oft im Verborgenen arbeitet, ohne die dramatischen Symptome einer akuten Entzündung. Dies macht sie besonders heimtückisch, da die fortwährende Entzündungsaktivität den Körper allmählich schädigen kann, ohne dass sofortige Schmerzen oder andere deutliche Warnsignale auftreten. Auf zellulärer Ebene verursacht die anhaltende Entzündung eine stetige Freisetzung von Entzündungsmediatoren, die langfristig Gewebe schädigen und die normale Funktion stören können.

Die langfristigen Auswirkungen einer chronischen Entzündung sind vielfältig und können zahlreiche Gesundheitsprobleme umfassen. Zu diesen zählen Herz-Kreislauf-Erkrankungen, Typ-2-Diabetes, Autoimmunerkrankungen, bestimmte Krebsarten und neurodegenerative Erkrankungen wie Alzheimer. Diese Krankheiten resultieren oft aus der kontinuierlichen Belastung und Schädigung von Zellen und Geweben, die durch die anhaltende entzündliche Aktivität verursacht wird.

Das Verständnis dieser beiden Entzündungstypen – akut und chronisch – ist nicht nur für Mediziner und Forscher von Bedeutung, sondern auch für jeden Einzelnen, der seine Gesundheit aktiv managen und fördern möchte. Durch die Identifizierung der Art der Entzündung können gezielte Strategien entwickelt werden, um entweder die akute Entzündungsreaktion zu unterstützen oder die chronische Entzündung zu minimieren.

In der Praxis bedeutet dies, dass eine gesunde Ernährung und ein ausgewogener Lebensstil, die reich an entzündungshemmenden Lebensmitteln und arm an entzündungsfördernden Substanzen sind, entscheidend sein können. Die Anpassung des Lebensstils, um chronischen Stress zu reduzieren, ausreichend Schlaf zu sichern und regelmäßige körperliche Betätigung zu fördern, spielt ebenfalls eine wesentliche Rolle bei der Verringerung des Risikos chronischer Entzündungen.

Die Auseinandersetzung mit den Unterschieden zwischen akuten und chronischen Entzündungen bietet somit eine fundierte Basis, um nicht nur die Mechanismen hinter diesen Prozessen zu verstehen, sondern auch praktische Schritte zur Verbesserung der eigenen Gesundheit zu ergreifen. Dieses Wissen bildet eine entscheidende Grundlage, um präventive Maßnahmen zu ergreifen und langfristig ein gesundes und vitales Leben zu führen.

Auswirkungen von Entzündungen auf die langfristige Gesundheit

Die Rolle von Entzündungen in der akuten Krankheitsabwehr ist offensichtlich und unerlässlich; jedoch birgt der Entzündungsprozess, wenn er aus dem Gleichgewicht gerät und chronisch wird, weitreichende Konsequenzen für die langfristige Gesundheit. Ein vertieftes Verständnis dieser Auswirkungen ist entscheidend, um präventive Maßnahmen zu ergreifen und die Lebensqualität nachhaltig zu verbessern.

Chronische Entzündungen sind oft stille Prozesse, die sich unbemerkt entwickeln und fortsetzen können. Sie sind nicht mehr nur Antworten auf unmittelbare Bedrohungen, sondern werden zu einem Dauerzustand, der im Verborgenen nagt und nach und nach die körperliche Integrität untergräbt. Die langfristigen Auswirkungen solcher Entzündungen sind vielschichtig und betreffen fast jedes Organ und System im Körper.

Einer der häufigsten Bereiche, in denen chronische Entzündungen eine zentrale Rolle spielen, ist das kardiovaskuläre System. Entzündliche Prozesse tragen zur Entwicklung von Arteriosklerose bei, einem Zustand, bei dem Plaques sich in den Arterienwänden ansammeln und zu Herzinfarkten und Schlaganfällen führen können. Entzündungsmarker wie C-reaktives Protein (CRP) sind oft erhöht bei Personen mit Herz-Kreislauf-Erkrankungen, was die enge Verbindung zwischen Entzündung und Herzgesundheit unterstreicht.

Im Bereich der Stoffwechselerkrankungen zeigen Studien, dass chronische Entzündungen eng mit der Entwicklung von Typ-2-Diabetes verbunden sind. Insulinresistenz, ein Vorläufer des Diabetes, wird durch Entzündungsfaktoren im Fettgewebe verschärft, was die Glukoseaufnahme durch die Zellen stört und den Blutzuckerspiegel erhöht. Dieser Zusammenhang verdeutlicht, wie Entzündungen den Stoffwechsel beeinträchtigen und das Risiko für chronische Krankheiten erhöhen.

Auch neurodegenerative Erkrankungen wie Alzheimer und Parkinson sind mit chronischen Entzündungsprozessen verbunden. Im Gehirn können anhaltende Entzündungsreaktionen zu einer Ansammlung von schädlichen Proteinen und zum Absterben von Nervenzellen führen. Die Forschung in diesem Bereich ist intensiv und deutet darauf hin, dass eine Verringerung von Entzündungen im Körper auch das Risiko für diese Art von Erkrankungen reduzieren könnte.

Autoimmunerkrankungen sind ein weiteres Beispiel, bei dem Entzündungen eine zentrale Rolle spielen. Bei diesen Erkrankungen greift das Immunsystem fälschlicherweise gesundes Gewebe an, was zu einer Vielzahl von Symptomen und Schäden führt. Krankheiten wie rheumatoide Arthritis, Lupus und entzündliche Darmerkrankungen sind stark von chronischen Entzündungsprozessen geprägt, die durch eine Fehlregulation des Immunsystems verursacht werden.

Darüber hinaus haben chronische Entzündungen Einfluss auf die psychische Gesundheit. Es gibt zunehmende Belege dafür, dass ein hoher Entzündungsgrad im Körper mit einem erhöhten Risiko für Depressionen und sogar Angstzustände verbunden ist. Entzündliche Zytokine können die Funktion des Gehirns beeinflussen und zu Stimmungsschwankungen und anderen psychischen Problemen führen.

Die Prävention und Behandlung von chronischen Entzündungen erfordern einen integrativen Ansatz, der sowohl medizinische Interventionen als auch Lebensstiländerungen umfasst. Ernährung spielt hierbei eine entscheidende Rolle, da bestimmte Nahrungsmittel und Ernährungsgewohnheiten entzündungsfördernd wirken können, während andere entzündungshemmende Eigenschaften haben. Regelmäßige körperliche Aktivität, Stressmanagement und ausreichender Schlaf sind weitere wichtige Faktoren, die helfen, Entzündungen im Körper zu reduzieren und das Risiko für damit verbundene Krankheiten zu minimieren.

Abschließend lässt sich sagen, dass die Auswirkungen von Entzündungen auf die langfristige Gesundheit tiefgreifend und weitreichend sind. Ein proaktiver Umgang mit Entzündungen, der auf Verständnis und Vorsorge basiert, kann die Lebensqualität erheblich verbessern und das Risiko für viele chronische Krankheiten verringern. Es ist ein Bereich, in dem jeder Einzelne durch bewusste Entscheidungen im Alltag einen signifikanten Unterschied machen kann.

Die Betrachtung der Grundlagen von Entzündungen offenbart ihre komplexe Rolle in unserem Körper und unterstreicht die Bedeutung eines ausgewogenen Entzündungsmanagements. Durch das Verständnis der unterschiedlichen Facetten von akuten und chronischen Entzündungen sowie ihrer Auswirkungen können wir gezieltere Strategien zur Erhaltung unserer Gesundheit entwickeln. Diese Erkenntnisse sind entscheidend, um präventiv gegen chronische Krankheiten vorzugehen und ein vitales, gesundes Leben zu fördern.

Kapitel 2: Entzündungshemmendes Frühstück

Das Frühstück als Grundlage für einen gesunden Tag

Das Frühstück gilt oft als die wichtigste Mahlzeit des Tages, eine Auffassung, die in vielen Kulturen tief verwurzelt ist. Es setzt den Grundstein für die Energieversorgung und die Nährstoffaufnahme und beeinflusst unser Wohlbefinden den ganzen Tag über. Insbesondere im Kontext entzündungshemmender Ernährung nimmt das Frühstück eine Schlüsselrolle ein, da es den Körper mit wichtigen Nährstoffen versorgen kann, die helfen, Entzündungen zu bekämpfen und das Immunsystem zu stärken.

Die morgendliche Nahrungsaufnahme kann, wenn sie richtig gestaltet wird, den Stoffwechsel ankurbeln und eine entzündungshemmende Wirkung haben, die über den Tag anhält. Eine Mahlzeit, die reich an Antioxidantien, Ballaststoffen, gesunden Fetten und Proteinen ist, unterstützt nicht nur die körperliche Gesundheit, sondern auch die geistige Leistungsfähigkeit und das emotionale Gleichgewicht. In einer Welt, in der schnelle Snacks und verarbeitete Lebensmittel oft überhandnehmen, bietet ein durchdachtes, nährstoffreiches Frühstück die Möglichkeit, den Tag bewusst gesund zu beginnen.

Die entzündungshemmenden Eigenschaften bestimmter Lebensmittel sind von wissenschaftlichem Interesse, da chronische Entzündungen mit zahlreichen Erkrankungen in Verbindung gebracht werden, darunter Herzkrankheiten, Diabetes und Autoimmunerkrankungen. Lebensmittel, die reich an Omega-3-Fettsäuren sind, wie Leinsamen oder Chiasamen, haben gezeigt, dass sie entzündliche Marker im Körper reduzieren können. Ebenso sind Früchte wie Beeren und Kirschen hoch in Antioxidantien und sekundären Pflanzenstoffen, die freie Radikale bekämpfen, die Zellschäden und Entzündungen verursachen können.

Ein weiterer wichtiger Aspekt eines entzündungshemmenden Frühstücks ist die Auswahl an Vollkornprodukten statt verarbeiteter Getreide. Vollkornprodukte sind reich an Ballaststoffen, die nicht nur das Verdauungssystem unterstützen, sondern auch eine gesunde Darmflora fördern. Ein gesunder Darm ist entscheidend für das Immunsystem und kann helfen, systemische Entzündungen zu reduzieren. Ergänzt durch Proteinquellen wie pflanzliche Milch oder Joghurt, die probiotische Kulturen enthalten, kann das Frühstück zu einem echten Gesundheitsbooster werden.

Darüber hinaus spielen Gewürze und Kräuter wie Kurkuma, Ingwer und Zimt eine bedeutende Rolle in der entzündungshemmenden Ernährung. Kurkuma enthält Curcumin, das für seine starken entzündungshemmenden und antioxidativen Eigenschaften bekannt ist. Ein Teelöffel Kurkuma in einem Smoothie oder über das Frühstücksmüsli gestreut, kann eine einfache und effektive Methode sein, die entzündungshemmende Wirkung des Frühstücks zu verstärken.

Nicht zu vergessen ist, dass die Art und Weise, wie wir frühstücken, ebenfalls einen Unterschied machen kann. Ein ruhiger, entspannter Morgen, an dem man sich Zeit nimmt, das Frühstück zu genießen, trägt dazu bei, den Stresslevel zu senken, was wiederum entzündliche Reaktionen im Körper reduzieren kann. Stress ist ein bekannter Auslöser für Entzündungen, und Mahlzeiten, die in Hast eingenommen werden, können den Körper zusätzlich belasten.

Die Integration von nahrhaften, entzündungshemmenden Lebensmitteln in das Frühstück ist eine Kunst und Wissenschaft zugleich, die es ermöglicht, den Körper optimal auf die Herausforderungen des Tages vorzubereiten. Es geht darum, Zutaten zu wählen, die nicht nur den Gaumen erfreuen, sondern auch den Körper nähren und schützen. Ein gut durchdachtes Frühstück kann somit als ein starkes Fundament für einen gesunden Lebensstil dienen, der Entzündungen minimiert und die allgemeine Gesundheit fördert.

Durch die bewusste Entscheidung für ein entzündungshemmendes Frühstück geben wir unserem Körper das Signal, dass wir den Tag mit einer positiven und gesundheitsfördernden Einstellung beginnen möchten. Dieser Ansatz kann zu einer signifikanten Verbesserung des Wohlbefindens beitragen und ist ein einfacher Schritt, den jeder in seine tägliche Routine integrieren kann, um langfristig gesund und aktiv zu bleiben.

Rezepte für nährstoffreiche Frühstücke, die Entzündungen bekämpfen

1. Haferflocken mit Beeren und Kurkuma

Zubereitungszeit: 10 Minuten | **Kochzeit:** 5 Minuten | **Portionen:** 2
Schwierigkeiten: Einfach
Zutaten

- 100g Haferflocken
- 200ml Mandelmilch

- 100g gemischte Beeren (frisch oder gefroren)
- 1 TL Kurkuma
- 1 EL Honig

Zubereitung

1. Die Mandelmilch in einem Topf zum Kochen bringen und die Haferflocken einrühren.
2. Bei mittlerer Hitze 5 Minuten köcheln lassen, bis die Haferflocken weich sind.
3. Kurkuma und Honig einrühren und gut vermischen.
4. Die Haferflocken in zwei Schüsseln verteilen und mit den frischen Beeren garnieren.

Nährwerte (pro Portion): Kalorien 270 | Fett 5g | Kohlenhydrate 50g | Protein 8g

2. Grüner Smoothie mit Spinat und Ingwer

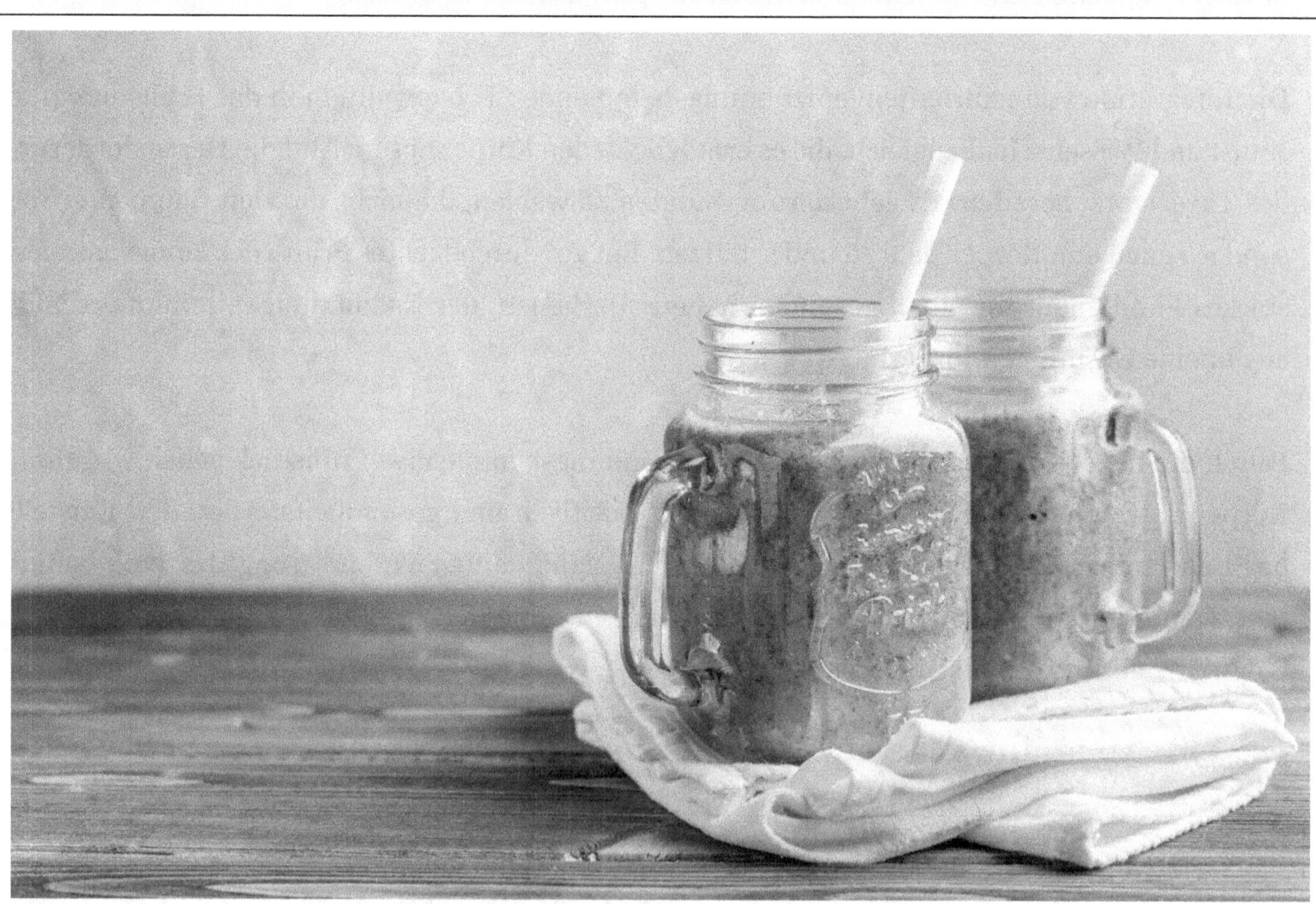

Zubereitungszeit: 5 Minuten | **Kochzeit:** 0 Minuten | **Portionen:** 2

Schwierigkeiten: Sehr einfach

Zutaten

- 150g frischer Spinat
- 1 reife Banane

- 20g frischer Ingwer, geschält
- 200ml Kokoswasser
- Saft von 1/2 Zitrone

Zubereitung

1. Alle Zutaten in einen leistungsstarken Mixer geben.
2. Solange mixen, bis die Mischung glatt und cremig ist.
3. Sofort in Gläser füllen und frisch genießen.

Nährwerte (pro Portion): Kalorien 110 | Fett 1g | Kohlenhydrate 23g | Protein 3g

3. Chia-Pudding mit Mango und Kokos

Zubereitungszeit: 10 Minuten + 4 Stunden zum Quellen | **Kochzeit:** 0 Minuten | **Portionen:** 2

Schwierigkeiten: Einfach

Zutaten

- 40g Chia-Samen
- 200ml Kokosmilch
- 1 reife Mango, geschält und gewürfelt
- 1 EL Kokosflocken
- 1 TL Vanilleextrakt

Zubereitung

1. Chia-Samen, Kokosmilch und Vanilleextrakt in eine Schüssel geben und gut umrühren.
2. Die Mischung für mindestens 4 Stunden oder über Nacht im Kühlschrank quellen lassen, bis sie puddingartig wird.
3. Den Pudding auf zwei Schüsseln aufteilen, mit Mango-Würfeln toppen und mit Kokosflocken bestreuen.

Nährwerte (pro Portion): Kalorien 315 | Fett 19g | Kohlenhydrate 35g | Protein 6g

4. Buchweizen-Pancakes mit Apfelmus

Zubereitungszeit: 10 Minuten | **Kochzeit:** 15 Minuten | **Portionen:** 2

Schwierigkeiten: Mittel

Zutaten

- 100g Buchweizenmehl
- 200ml Sojamilch
- 1 großes Ei

- 2 Äpfel, geschält und zu Mus gekocht
- 1 TL Zimt

Zubereitung

1. Buchweizenmehl, Sojamilch und Ei zu einem glatten Teig verrühren.
2. Eine beschichtete Pfanne erhitzen und kleine Portionen des Teigs hineingeben, um die Pancakes zu formen.
3. Von beiden Seiten goldbraun backen.
4. Die Pancakes mit dem Apfelmus servieren und mit Zimt bestreuen.

Nährwerte (pro Portion): Kalorien 280 | Fett 6g | Kohlenhydrate 46g | Protein 11g

5. Quinoa-Brei mit Zimt und Nüssen

Zubereitungszeit: 5 Minuten | **Kochzeit:** 15 Minuten | **Portionen:** 2

Schwierigkeiten: Einfach

Zutaten

- 100g Quinoa, gut gespült
- 200ml Mandelmilch
- 1 TL Zimt
- 30g Walnüsse, gehackt
- 1 EL Ahornsirup

Zubereitung

1. Quinoa und Mandelmilch in einem Topf zum Kochen bringen.
2. Hitze reduzieren und 15 Minuten köcheln lassen, bis die Quinoa weich und die Flüssigkeit absorbiert ist.
3. Zimt und Ahornsirup unterrühren.
4. Den Brei in Schüsseln füllen und mit gehackten Walnüssen garnieren.

Nährwerte (pro Portion): Kalorien 295 | Fett 10g | Kohlenhydrate 42g | Protein 8g

6. Veganer Joghurt mit Granola und Antioxidantien-Früchten

Zubereitungszeit: 5 Minuten | **Kochzeit:** 0 Minuten | **Portionen:** 2

Schwierigkeiten: Sehr einfach

Zutaten

- 200g veganer Joghurt (z.B. Kokosjoghurt)
- 50g Granola ohne Zuckerzusatz

- 100g gemischte Beeren (Blaubeeren, Erdbeeren, Himbeeren)
- 1 TL Leinsamen
- 1 TL Honig (optional)

Zubereitung

1. Den veganen Joghurt auf zwei Schüsseln verteilen.
2. Mit Granola und gemischten Beeren bestreuen.
3. Leinsamen darüberstreuen und nach Belieben mit Honig süßen.

Nährwerte (pro Portion): Kalorien 215 | Fett 9g | Kohlenhydrate 28g | Protein 6g

7. Avocado-Toast mit Radieschen und Leinsamen

Zubereitungszeit: 10 Minuten | **Kochzeit:** 2 Minuten | **Portionen:** 2

Schwierigkeiten: Einfach

Zutaten

- 2 Scheiben Vollkornbrot
- 1 reife Avocado, geschält und zerdrückt
- 4 Radieschen, dünn geschnitten
- 1 EL Leinsamen
- Salz und Pfeffer zum Abschmecken

Zubereitung

1. Vollkornbrot toasten.
2. Jede Scheibe Brot mit zerdrückter Avocado bestreichen.
3. Mit Radieschenscheiben belegen und Leinsamen darüberstreuen.
4. Mit Salz und Pfeffer abschmecken und servieren.

Nährwerte (pro Portion): Kalorien 250 | Fett 15g | Kohlenhydrate 27g | Protein 7g

8. Süßkartoffel-Hash mit Grünkohl

Zubereitungszeit: 10 Minuten | **Kochzeit:** 15 Minuten | **Portionen:** 2

Schwierigkeiten: Mittel

Zutaten

- 1 große Süßkartoffel, gewürfelt
- 100g Grünkohl, grob gehackt
- 1 EL Olivenöl
- 1 TL Paprika

- Salz und Pfeffer zum Abschmecken

Zubereitung

1. Olivenöl in einer Pfanne erhitzen und die Süßkartoffelwürfel hinzufügen.
2. Bei mittlerer Hitze braten, bis sie fast weich sind.
3. Grünkohl und Paprika hinzufügen und weiterbraten, bis der Grünkohl welk und die Süßkartoffeln goldbraun sind.
4. Mit Salz und Pfeffer würzen und servieren.

Nährwerte (pro Portion): Kalorien 190 | Fett 7g | Kohlenhydrate 28g | Protein 4g

9. Mandel-Porridge mit Birnen

Zubereitungszeit: 5 Minuten | **Kochzeit:** 10 Minuten | **Portionen:** 2

Schwierigkeiten: Einfach

Zutaten

- 100g Haferflocken
- 200ml Mandelmilch
- 1 reife Birne, gewürfelt
- 1 TL gemahlene Mandeln
- 1 Prise Zimt

Zubereitung

1. Haferflocken und Mandelmilch in einem Topf zum Kochen bringen.
2. Hitze reduzieren und unter Rühren 10 Minuten köcheln lassen.
3. Birnenwürfel, gemahlene Mandeln und Zimt einrühren.
4. Warm servieren.

Nährwerte (pro Portion): Kalorien 260 | Fett 6g | Kohlenhydrate 44g | Protein 7g

10. Frühstückswraps mit Tofu und Spinat

Zubereitungszeit: 10 Minuten | **Kochzeit:** 10 Minuten | **Portionen:** 2

Schwierigkeiten: Mittel

Zutaten

- 100g fester Tofu, zerkrümelt
- 100g frischer Spinat, grob gehackt
- 2 Vollkorn-Wraps
- 1 TL Olivenöl

- 1 TL Kurkuma

Zubereitung

1. Olivenöl in einer Pfanne erhitzen und den zerkrümelten Tofu anbraten, bis er leicht gebräunt ist.
2. Kurkuma hinzufügen und gut vermischen.
3. Spinat hinzufügen und kochen, bis er zusammenfällt.
4. Die Tofu-Spinat-Mischung auf die Wraps verteilen, einrollen und sofort servieren.

Nährwerte (pro Portion): Kalorien 225 | Fett 11g | Kohlenhydrate 21g | Protein 12g

11. Hirse-Pilz-Omelett

Zubereitungszeit: 10 Minuten | **Kochzeit:** 10 Minuten | **Portionen:** 2

Schwierigkeiten: Mittel

Zutaten

- 50g Hirse, vorgekocht
- 100g Champignons, geschnitten
- 2 Eier
- 1 EL Petersilie, fein gehackt
- 1 EL Olivenöl

Zubereitung

1. Olivenöl in einer Pfanne erhitzen und die Champignons anbraten, bis sie weich sind.
2. Die vorgekochte Hirse und Petersilie hinzufügen und kurz durchmischen.
3. Die Eier verquirlen, über die Pilz-Hirse-Mischung gießen und bei niedriger Hitze stocken lassen.
4. Das Omelett halbieren und auf Teller gleiten lassen.

Nährwerte (pro Portion): Kalorien 220 | Fett 12g | Kohlenhydrate 18g | Protein 13g

12. Protein-Smoothie mit Blaubeeren und Hanfsamen

Zubereitungszeit: 5 Minuten | **Kochzeit:** 0 Minuten | **Portionen:** 2

Schwierigkeiten: Sehr einfach

Zutaten

- 150g Blaubeeren (frisch oder gefroren)
- 200ml Mandelmilch
- 2 EL Hanfsamen

- 1 EL Protein-Pulver
- 1 Banane

Zubereitung

1. Alle Zutaten in einen Mixer geben.
2. Auf höchster Stufe mixen, bis der Smoothie glatt und cremig ist.
3. In Gläser füllen und sofort genießen.

Nährwerte (pro Portion): Kalorien 290 | Fett 8g | Kohlenhydrate 42g | Protein 15g

13. Kürbis-Muffins mit Nüssen

Zubereitungszeit: 15 Minuten | **Kochzeit:** 20 Minuten | **Portionen:** 2 (je 2 Muffins)

Schwierigkeiten: Mittel

Zutaten

- 100g Kürbispüree
- 75g Vollkornmehl
- 1 Ei
- 30g gehackte Walnüsse
- 1 TL Backpulver

Zubereitung

1. Backofen auf 180°C vorheizen.
2. Alle Zutaten in einer Schüssel zu einem glatten Teig vermischen.
3. Teig in Muffinförmchen füllen und mit Walnüssen bestreuen.
4. Im Ofen etwa 20 Minuten backen, bis die Muffins durchgegart sind.

Nährwerte (pro Portion): Kalorien 350 | Fett 15g | Kohlenhydrate 45g | Protein 10g

14. Rote Beete und Quinoa-Salat

Zubereitungszeit: 10 Minuten | **Kochzeit:** 15 Minuten | **Portionen:** 2

Schwierigkeiten: Einfach

Zutaten

- 100g Quinoa
- 1 mittelgroße Rote Beete, gekocht und gewürfelt
- 50g Feldsalat
- 2 EL Olivenöl
- Saft einer halben Zitrone

Zubereitung

1. Quinoa nach Packungsanweisung kochen.
2. Gekochte Quinoa abkühlen lassen und mit Roter Beete und Feldsalat in einer Schüssel vermischen.
3. Olivenöl und Zitronensaft als Dressing hinzufügen und gut umrühren.
4. Salat auf Teller verteilen und sofort servieren.

Nährwerte (pro Portion): Kalorien 270 | Fett 14g | Kohlenhydrate 31g | Protein 6g

15. Shakshuka mit Grünkohl

Zubereitungszeit: 10 Minuten | **Kochzeit:** 20 Minuten | **Portionen:** 2

Schwierigkeiten: Mittel

Zutaten

- 200g gehackte Tomaten (aus der Dose)
- 100g Grünkohl, grob gehackt
- 2 Eier
- 1 TL Paprikapulver
- 1 EL Olivenöl

Zubereitung

1. Olivenöl in einer Pfanne erhitzen. Grünkohl hinzufügen und 5 Minuten dünsten.
2. Gehackte Tomaten und Paprikapulver hinzugeben und köcheln lassen, bis die Tomaten etwas eingedickt sind.
3. Zwei Mulden in die Sauce drücken und jeweils ein Ei hineinschlagen.
4. Bei niedriger Hitze köcheln lassen, bis die Eier gestockt sind.
5. Heiß servieren.

Nährwerte (pro Portion): Kalorien 180 | Fett 12g | Kohlenhydrate 10g | Protein 12g

16. Nussbutter-Toast mit Bananen und Chiasamen

Zubereitungszeit: 5 Minuten | **Kochzeit:** 2 Minuten | **Portionen:** 2

Schwierigkeiten: Sehr einfach

Zutaten

- 2 Scheiben Vollkornbrot
- 2 EL Nussbutter (z.B. Mandel- oder Erdnussbutter)
- 1 Banane, in Scheiben geschnitten

- 1 TL Chiasamen

Zubereitung

1. Vollkornbrot toasten.
2. Jede Scheibe mit Nussbutter bestreichen.
3. Mit Bananenscheiben belegen und Chiasamen darüberstreuen.
4. Sofort servieren.

Nährwerte (pro Portion): Kalorien 300 | Fett 18g | Kohlenhydrate 32g | Protein 8g

17. Glutenfreies Brot mit Avocado und Alfalfa-Sprossen

Zubereitungszeit: 5 Minuten | **Kochzeit:** 0 Minuten | **Portionen:** 2
Schwierigkeiten: Sehr einfach

Zutaten

- 2 Scheiben glutenfreies Brot
- 1 reife Avocado, zerdrückt
- 1 Handvoll Alfalfa-Sprossen
- Salz und Pfeffer zum Abschmecken
- 1 TL Zitronensaft

Zubereitung

1. Glutenfreies Brot toasten.
2. Avocado mit Zitronensaft mischen und auf die Toasts streichen.
3. Mit Alfalfa-Sprossen belegen und mit Salz und Pfeffer würzen.
4. Sofort genießen.

Nährwerte (pro Portion): Kalorien 250 | Fett 15g | Kohlenhydrate 25g | Protein 6g

18. Linsen-Suppe mit Karotten und Thymian

Zubereitungszeit: 10 Minuten | **Kochzeit:** 25 Minuten | **Portionen:** 2
Schwierigkeiten: Mittel

Zutaten

- 100g rote Linsen
- 2 Karotten, gewürfelt
- 1 Liter Gemüsebrühe
- 1 TL Thymian
- 1 EL Olivenöl

Zubereitung

1. Olivenöl in einem Topf erhitzen und die Karotten einige Minuten anbraten.
2. Linsen und Thymian hinzufügen, mit Gemüsebrühe auffüllen und zum Kochen bringen.
3. Bei mittlerer Hitze 20 Minuten köcheln lassen, bis die Linsen weich sind.
4. Heiß servieren, eventuell pürieren für eine cremigere Konsistenz.

Nährwerte (pro Portion): Kalorien 235 | Fett 5g | Kohlenhydrate 35g | Protein 12g

19. Gemüse-Quiche mit Vollkornkruste

Zubereitungszeit: 15 Minuten | **Kochzeit:** 30 Minuten | **Portionen:** 2

Schwierigkeiten: Mittel

Zutaten

- 100g Vollkornmehl
- 50g Butter
- 1 Ei
- 100g gemischtes Gemüse (z.B. Zucchini, Paprika, Tomaten), gewürfelt
- 50g geriebener Käse (optional)

Zubereitung

1. Vollkornmehl und Butter zu einem Teig kneten, in eine Quicheform drücken und vorbacken.
2. Gemischtes Gemüse in einer Pfanne kurz anbraten und auf dem Teig verteilen.
3. Ei verquirlen, über das Gemüse gießen und mit Käse bestreuen.
4. Bei 180°C 20 Minuten backen, bis die Ei-Mischung gestockt und goldbraun ist.
5. Heiß servieren.

Nährwerte (pro Portion): Kalorien 365 | Fett 22g | Kohlenhydrate 31g | Protein 10g

20. Kichererbsen-Pfannkuchen mit Avocado-Dip

Zubereitungszeit: 10 Minuten | **Kochzeit:** 10 Minuten | **Portionen:** 2

Schwierigkeiten: Einfach

Zutaten

- 100g Kichererbsenmehl
- 200ml Wasser
- 1 reife Avocado, geschält und entkernt
- 1 EL Zitronensaft
- Salz und Pfeffer zum Abschmecken

Zubereitung

1. Kichererbsenmehl mit Wasser verrühren, bis ein glatter Teig entsteht. Mit Salz würzen.
2. Eine Antihaft-Pfanne erhitzen und kleine Mengen des Teigs eingießen, um dünne Pfannkuchen zu formen.
3. Die Pfannkuchen von beiden Seiten goldbraun braten.
4. Für den Dip die Avocado mit Zitronensaft pürieren und mit Salz und Pfeffer abschmecken.
5. Die Pfannkuchen mit dem Avocado-Dip servieren.

Nährwerte (pro Portion): Kalorien 280 | Fett 15g | Kohlenhydrate 31g | Protein 9g

Kapitel 3: Entzündungshemmende Mittagsmahlzeiten

Wie wichtig ein ausgewogenes Mittagessen ist, um die Energie zu erhalten

Ein ausgewogenes Mittagessen ist der Dreh- und Angelpunkt eines jeden Tages – es ist der Moment, in dem wir unseren Körper wieder aufladen und ihm die notwendige Energie und Nährstoffe für die verbleibenden Stunden liefern. Gerade in der heutigen schnelllebigen Welt, in der Stress und Zeitmangel den Alltag bestimmen, kann das Mittagessen mehr als nur eine Mahlzeit sein; es kann eine wertvolle Gelegenheit sein, um gesundheitliche Vorteile zu maximieren und Entzündungsprozesse im Körper zu mindern.

Die Wahl der Mittagsmahlzeit hat direkten Einfluss auf unsere Leistungsfähigkeit am Nachmittag und unser allgemeines Wohlbefinden. Ein nahrhaftes Mittagessen hilft nicht nur, den Blutzuckerspiegel stabil zu halten, sondern beeinflusst auch unsere kognitive Funktion und Energie. Studien zeigen, dass Mahlzeiten, die reich an komplexen Kohlenhydraten, guten Fetten und Proteinen sind, nicht nur die Energie nachhaltig fördern, sondern auch dazu beitragen, den Geist wach und fokussiert zu halten. Diese Art von Nahrung unterstützt die langsamen und stetigen Energiequellen unseres Körpers und vermeidet die Müdigkeit, die oft nach einer zuckerreichen oder fettigen Mahlzeit eintritt.

Darüber hinaus spielen entzündungshemmende Lebensmittel eine entscheidende Rolle beim Mittagessen, um chronische Entzündungen zu bekämpfen, die mit vielen modernen Krankheiten wie Herzkrankheiten, Diabetes und sogar bestimmten Krebsarten verbunden sind. Lebensmittel, die reich an Omega-3-Fettsäuren, Antioxidantien und Ballaststoffen sind, können die Entzündungsmarker im Körper senken. Beispielsweise sind fetter Fisch wie Lachs, Blattgemüse, Nüsse und Samen sowie Olivenöl nicht nur schmackhafte Optionen für das Mittagessen, sondern auch mächtige Verbündete im Kampf gegen Entzündungen.

Ein weiterer wichtiger Aspekt eines ausgewogenen Mittagessens ist die Aufnahme von ausreichend Gemüse und Obst, die eine breite Palette von Nährstoffen und sekundären Pflanzenstoffen liefern. Diese Komponenten sind entscheidend für die Unterstützung des Immunsystems und die Förderung einer gesunden Darmflora, welche wiederum eng mit der allgemeinen Entzündungsreaktion des Körpers verbunden ist. Ein gesunder Darm kann effektiv dazu beitragen, das Immunsystem zu regulieren und Entzündungen zu reduzieren.

Die Zubereitung des Mittagessens spielt ebenfalls eine große Rolle. Methoden wie Dämpfen, Grillen oder Backen sind vorzuziehen, da sie die Nährstoffe besser erhalten und weniger schädliche Fette benötigen. Im Gegensatz dazu können frittierte oder stark verarbeitete Lebensmittel Entzündungen fördern und sollten vermieden werden. Die Integration von Gewürzen wie Kurkuma, Ingwer und Knoblauch nicht nur wegen ihres Geschmacks, sondern auch wegen ihrer nachgewiesenen entzündungshemmenden Eigenschaften ist eine kluge Wahl für die Zubereitung von Gerichten.

Nicht zuletzt ist das Mittagessen auch eine Chance, eine Pause vom hektischen Alltag zu nehmen und sich einen Moment der Ruhe zu gönnen. Dieses Abschalten ist nicht nur psychisch entspannend, sondern kann auch physische Entzündungsreaktionen durch die Reduzierung von Stresshormonen wie Cortisol mindern. Ein ruhiges, entspanntes Essen in angenehmer Umgebung kann die positiven Effekte der aufgenommenen Nahrung verstärken und zur allgemeinen Gesundheit beitragen.

Insgesamt ist das Mittagessen viel mehr als nur eine Mahlzeit – es ist eine wichtige Gelegenheit, unseren Körper zu nähren, zu stärken und zu schützen. Durch die bewusste Auswahl von Zutaten und Zubereitungsmethoden, die Entzündungen entgegenwirken, können wir nicht nur unsere körperliche, sondern auch unsere geistige Gesundheit verbessern und so einen entscheidenden Schritt hin zu einem gesünderen und zufriedeneren Leben machen. Ein ausgewogenes Mittagessen setzt daher nicht nur Energie für den Tag frei, sondern baut auch ein Fundament für langfristige Gesundheit und Wohlbefinden.

Mittagsrezepte, die helfen, Entzündungen im Körper zu reduzieren

21. Linsen-Curry mit Süßkartoffeln

Zubereitungszeit: 10 Minuten | **Kochzeit:** 20 Minuten | **Portionen:** 2

Schwierigkeiten: Einfach

Zutaten

- 100g rote Linsen
- 1 große Süßkartoffel, gewürfelt
- 200ml Kokosmilch
- 1 TL Currypulver
- 1 EL Kokosöl

Zubereitung

1. Kokosöl in einem Topf erhitzen und die Süßkartoffelwürfel darin anbraten.
2. Currypulver hinzufügen und kurz mitbraten, um die Aromen freizusetzen.
3. Rote Linsen und Kokosmilch zugeben und alles zum Kochen bringen.
4. Bei niedriger Hitze 20 Minuten köcheln lassen, bis die Linsen weich sind und die Süßkartoffeln gar sind.

Nährwerte (pro Portion): Kalorien 320 | Fett 14g | Kohlenhydrate 38g | Protein 10g

22. Gerösteter Gemüsesalat mit Quinoa

Zubereitungszeit: 10 Minuten | **Kochzeit:** 20 Minuten | **Portionen:** 2

Schwierigkeiten: Einfach

Zutaten

- 100g Quinoa
- 200g gemischtes Gemüse (z.B. Paprika, Zucchini, Karotten), gewürfelt
- 2 EL Olivenöl
- 1 EL Balsamico-Essig
- Salz und Pfeffer zum Abschmecken

Zubereitung

1. Quinoa nach Packungsanleitung kochen.
2. Gemüse mit Olivenöl mischen, auf ein Backblech geben und bei 200°C 20 Minuten rösten, bis es weich und leicht karamellisiert ist.
3. Geröstetes Gemüse mit gekochter Quinoa mischen, mit Balsamico-Essig beträufeln und mit Salz und Pfeffer abschmecken.

Nährwerte (pro Portion): Kalorien 285 | Fett 14g | Kohlenhydrate 34g | Protein 8g

23. Zucchininudeln mit Avocado-Pesto

Zubereitungszeit: 5 Minuten | **Kochzeit:** 5 Minuten | **Portionen:** 2

Schwierigkeiten: Sehr einfach

Zutaten

- 2 mittelgroße Zucchini, spiralförmig geschnitten
- 1 reife Avocado
- 1 Knoblauchzehe
- 2 EL Olivenöl
- Saft einer halben Zitrone

Zubereitung

1. Avocado, Knoblauch, Olivenöl und Zitronensaft zu einem glatten Pesto pürieren.
2. Zucchininudeln in einer Pfanne mit etwas Olivenöl 2-3 Minuten leicht erhitzen.
3. Das Avocado-Pesto unter die Zucchininudeln mischen und sofort servieren.

Nährwerte (pro Portion): Kalorien 290 | Fett 22g | Kohlenhydrate 20g | Protein 4g

24. Kichererbsen-Salat mit Gurken und Dill

Zubereitungszeit: 5 Minuten | **Kochzeit:** 0 Minuten | **Portionen:** 2

Schwierigkeiten: Sehr einfach

Zutaten

- 100g Kichererbsen, gekocht und abgetropft
- 1 große Gurke, gewürfelt
- 2 EL Olivenöl
- 1 EL frischer Dill, gehackt
- Saft einer halben Zitrone

Zubereitung

1. Kichererbsen, Gurkenwürfel, Olivenöl, Dill und Zitronensaft in einer Schüssel mischen.
2. Gut umrühren und mit Salz und Pfeffer abschmecken.
3. Frisch servieren oder kalt stellen, um die Aromen zu intensivieren.

Nährwerte (pro Portion): Kalorien 245 | Fett 14g | Kohlenhydrate 23g | Protein 7g

25. Quinoa-Stuffed Paprikas

Zubereitungszeit: 10 Minuten | **Kochzeit:** 20 Minuten | **Portionen:** 2

Schwierigkeiten: Mittel

Zutaten

- 2 rote Paprikaschoten, halbiert und entkernt
- 100g Quinoa, gekocht
- 50g Spinat, grob gehackt
- 2 EL Pinienkerne
- 1 EL Olivenöl

Zubereitung

1. Ofen auf 200°C vorheizen.
2. Quinoa, Spinat und Pinienkerne in einer Schüssel mischen.
3. Die Paprikahälften mit der Quinoa-Mischung füllen.
4. Mit Olivenöl beträufeln und auf ein Backblech setzen.
5. Im Ofen etwa 20 Minuten backen, bis die Paprika weich ist.

Nährwerte (pro Portion): Kalorien 315 | Fett 12g | Kohlenhydrate 45g | Protein 9g

26. Brokkoli-Suppe mit Ingwer

Zubereitungszeit: 5 Minuten | **Kochzeit:** 15 Minuten | **Portionen:** 2

Schwierigkeiten: Einfach

Zutaten

- 200g Brokkoli, in Röschen geschnitten
- 1 kleiner Ingwer, fein gehackt
- 500ml Gemüsebrühe
- 1 EL Olivenöl
- Salz und Pfeffer zum Abschmecken

Zubereitung

1. Olivenöl in einem Topf erhitzen und den gehackten Ingwer kurz anbraten.
2. Brokkoliröschen hinzufügen und ein paar Minuten mitbraten.
3. Mit Gemüsebrühe aufgießen und 10-15 Minuten köcheln lassen, bis der Brokkoli weich ist.
4. Suppe pürieren, mit Salz und Pfeffer abschmecken und servieren.

Nährwerte (pro Portion): Kalorien 110 | Fett 7g | Kohlenhydrate 10g | Protein 4g

27. Mediterraner Bohnensalat

Zubereitungszeit: 10 Minuten | **Kochzeit:** 0 Minuten | **Portionen:** 2

Schwierigkeiten: Sehr einfach

Zutaten

- 100g weiße Bohnen, gekocht und abgetropft
- 1 kleine rote Zwiebel, fein gewürfelt
- 10 Kirschtomaten, halbiert
- 2 EL Olivenöl
- 1 EL frischer Basilikum, gehackt

Zubereitung

1. Alle Zutaten in einer großen Schüssel mischen.
2. Mit Olivenöl und frischem Basilikum abschmecken.
3. Frisch servieren oder für einige Stunden im Kühlschrank marinieren lassen.

Nährwerte (pro Portion): Kalorien 245 | Fett 14g | Kohlenhydrate 23g | Protein 7g

28. Süßkartoffel-Boote mit Spinat-Füllung

Zubereitungszeit: 10 Minuten | **Kochzeit:** 25 Minuten | **Portionen:** 2

Schwierigkeiten: Mittel

Zutaten

- 2 mittelgroße Süßkartoffeln
- 100g Spinat, frisch und gehackt
- 2 Knoblauchzehen, fein gehackt
- 1 EL Olivenöl
- Salz und Pfeffer zum Abschmecken

Zubereitung

1. Süßkartoffeln längs halbieren und bei 200°C im Ofen etwa 20 Minuten weich backen.
2. In einer Pfanne Olivenöl erhitzen, Knoblauch und Spinat dazugeben, bis der Spinat zusammenfällt.
3. Die Süßkartoffelhälften aushöhlen, das Innere mit der Spinatmischung vermischen und wieder in die Schalen füllen.
4. Weitere 5 Minuten backen, dann servieren.

Nährwerte (pro Portion): Kalorien 280 | Fett 7g | Kohlenhydrate 50g | Protein 6g

29. Vegane Buddha-Bowl

Zubereitungszeit: 10 Minuten | **Kochzeit:** 20 Minuten | **Portionen:** 2

Schwierigkeiten: Einfach

Zutaten

- 100g Quinoa, gekocht
- 50g Rote Bete, gekocht und gewürfelt
- 50g Karotten, roh und geraspelt
- 50g Avocado, gewürfelt
- 2 EL Tahini-Sauce

Zubereitung

1. Quinoa gemäß Anleitung kochen.
2. Quinoa als Basis in zwei Schüsseln geben.
3. Rote Bete, Karotten und Avocado dekorativ darüber anordnen.
4. Mit Tahini-Sauce beträufeln und sofort servieren.

Nährwerte (pro Portion): Kalorien 295 | Fett 15g | Kohlenhydrate 35g | Protein 8g

30. Auberginen-Rollatini mit Cashew-Ricotta

Zubereitungszeit: 15 Minuten | **Kochzeit:** 20 Minuten | **Portionen:** 2

Schwierigkeiten: Mittel

Zutaten

- 1 große Aubergine, längs in dünne Scheiben geschnitten
- 100g Cashewnüsse, eingeweicht und püriert
- 1 EL Hefeflocken
- 2 EL Olivenöl
- Salz und Pfeffer zum Abschmecken

Zubereitung

1. Auberginenscheiben mit Olivenöl bestreichen und bei 200°C für 10 Minuten backen, bis sie weich sind.
2. Cashewnüsse mit Hefeflocken zu einer "Ricotta"-ähnlichen Konsistenz pürieren, mit Salz und Pfeffer würzen.
3. Jede Auberginenscheibe mit der Cashew-Mischung bestreichen, aufrollen und in eine Backform legen.
4. Weitere 10 Minuten backen, bis die Rollatini heiß sind.

Nährwerte (pro Portion): Kalorien 310 | Fett 22g | Kohlenhydrate 20g | Protein 9g

31. Grünkohlsalat mit gerösteten Kichererbsen

Zubereitungszeit: 10 Minuten | **Kochzeit:** 15 Minuten | **Portionen:** 2

Schwierigkeiten: Einfach

Zutaten

- 100g Grünkohl, grob gehackt
- 100g Kichererbsen, trockengetupft und geröstet
- 2 EL Olivenöl
- 1 EL Apfelessig
- Salz und Pfeffer zum Abschmecken

Zubereitung

1. Kichererbsen mit etwas Olivenöl mischen, salzen und auf einem Backblech bei 200°C 15 Minuten rösten, bis sie knusprig sind.
2. Grünkohl mit Apfelessig und restlichem Olivenöl massieren, um ihn weicher zu machen.
3. Röstete Kichererbsen unter den Salat mischen und mit Salz und Pfeffer abschmecken.

Nährwerte (pro Portion): Kalorien 275 | Fett 14g | Kohlenhydrate 30g | Protein 9g

32. Kürbis-Risotto

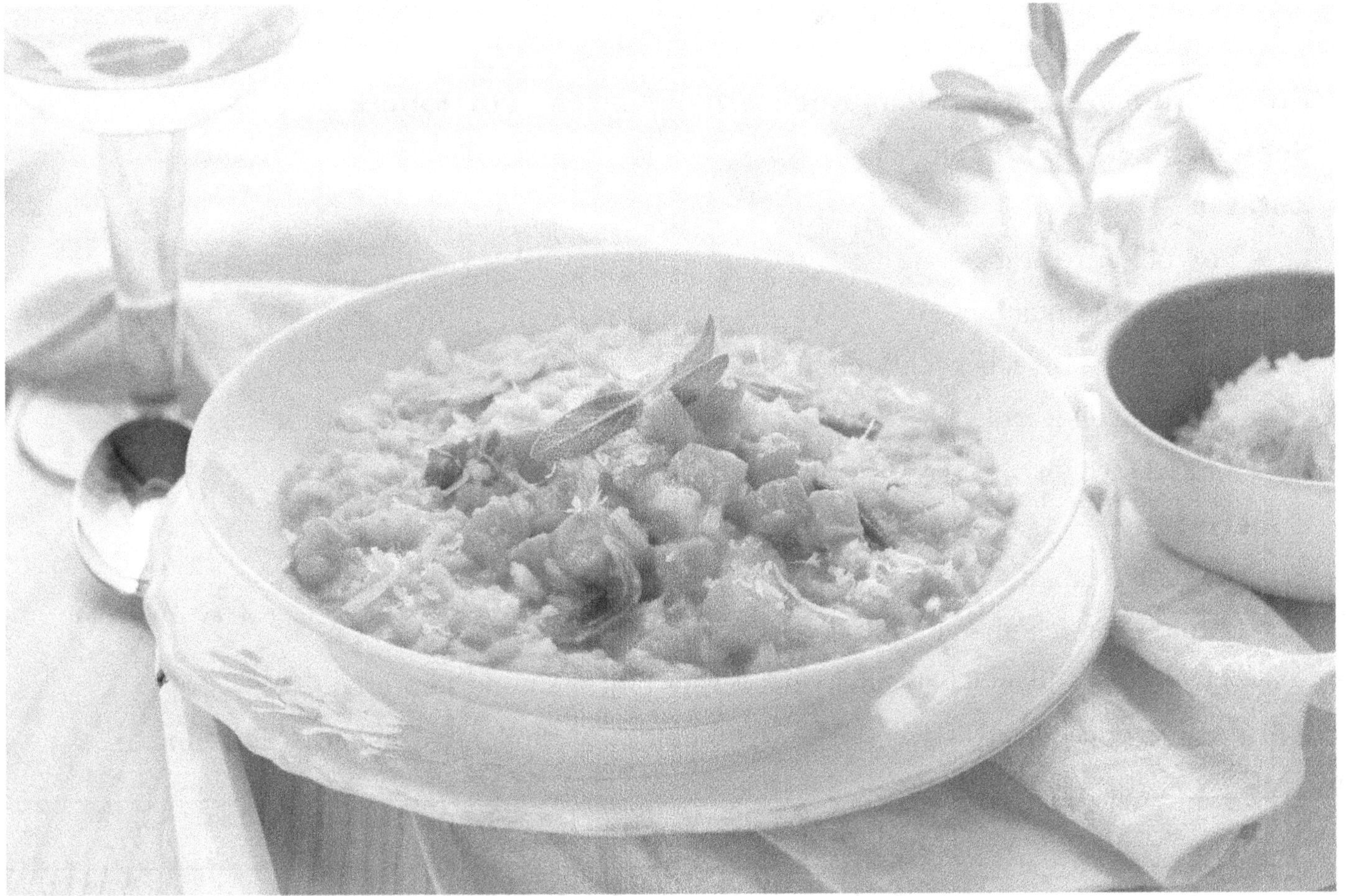

Zubereitungszeit: 5 Minuten | **Kochzeit:** 25 Minuten | **Portionen:** 2

Schwierigkeiten: Mittel

Zutaten

- 150g Risottoreis
- 200g Kürbis, gewürfelt und gekocht
- 500ml Gemüsebrühe
- 1 EL Olivenöl
- Salz und Pfeffer zum Abschmecken

Zubereitung

1. Olivenöl in einem Topf erhitzen und den Risottoreis kurz anschwitzen.
2. Nach und nach heiße Gemüsebrühe hinzufügen, dabei ständig rühren.
3. Nach 15 Minuten den gekochten Kürbis unterrühren und weitere 10 Minuten köcheln lassen, bis der Reis cremig und al dente ist.
4. Mit Salz und Pfeffer abschmecken und servieren.

Nährwerte (pro Portion): Kalorien 345 | Fett 7g | Kohlenhydrate 62g | Protein 6g

33. Vollkorn-Wraps mit Hummus und Rote Bete

Zubereitungszeit: 5 Minuten | **Kochzeit:** 0 Minuten | **Portionen:** 2

Schwierigkeiten: Sehr einfach

Zutaten

- 2 Vollkorn-Wraps
- 100g Hummus
- 100g Rote Bete, gekocht und in Scheiben geschnitten
- 1 Handvoll Rucola
- 1 EL Olivenöl

Zubereitung

1. Jeden Wrap mit einer gleichmäßigen Schicht Hummus bestreichen.
2. Rote Bete-Scheiben und Rucola auf dem Hummus verteilen.
3. Mit etwas Olivenöl beträufeln, die Wraps einrollen und servieren.

Nährwerte (pro Portion): Kalorien 310 | Fett 14g | Kohlenhydrate 40g | Protein 10g

34. Gemüse-Paella

Zubereitungszeit: 15 Minuten | **Kochzeit:** 30 Minuten | **Portionen:** 2

Schwierigkeiten: Mittel

Zutaten

- 100g Paella-Reis
- 200g gemischtes Gemüse (z.B. grüne Bohnen, Paprika, Erbsen)
- 500ml Gemüsebrühe
- 1 TL Safranfäden
- 1 EL Olivenöl

Zubereitung

1. Olivenöl in einer Paellapfanne erhitzen und das Gemüse kurz anbraten.
2. Reis hinzufügen und unter Rühren kurz mit anbraten.
3. Gemüsebrühe und Safran zugeben und die Paella ohne Umrühren bei niedriger Hitze köcheln lassen, bis der Reis gar ist und die Flüssigkeit absorbiert wurde.

Nährwerte (pro Portion): Kalorien 360 | Fett 7g | Kohlenhydrate 65g | Protein 8g

35. Tofu-Tikka Masala

Zubereitungszeit: 10 Minuten | **Kochzeit:** 20 Minuten | **Portionen:** 2

Schwierigkeiten: Mittel

Zutaten

- 200g fester Tofu, in Würfel geschnitten
- 200ml Kokosmilch
- 1 EL Tikka-Masala-Gewürzmischung
- 1 EL Olivenöl
- Salz und Pfeffer zum Abschmecken

Zubereitung

1. Olivenöl in einer Pfanne erhitzen und Tofuwürfel von allen Seiten goldbraun anbraten.
2. Tikka-Masala-Gewürz hinzufügen und kurz mitbraten.
3. Kokosmilch angießen und alles 15 Minuten bei niedriger Hitze köcheln lassen, bis die Sauce eindickt.
4. Mit Salz und Pfeffer abschmecken und servieren.

Nährwerte (pro Portion): Kalorien 325 | Fett 25g | Kohlenhydrate 8g | Protein 18g

36. Vegane Sushi-Rollen

Zubereitungszeit: 15 Minuten | **Kochzeit:** 20 Minuten | **Portionen:** 2

Schwierigkeiten: Mittel

Zutaten

- 100g Sushi-Reis
- 1 Noriblatt
- 50g Avocado, in Streifen geschnitten
- 50g Gurke, in Streifen geschnitten
- 1 EL Sojasauce

Zubereitung

1. Sushi-Reis nach Anleitung kochen und abkühlen lassen.
2. Noriblatt auf eine Sushimatte legen, gleichmäßig mit Reis bedecken.
3. Avocado und Gurkenstreifen auf den Reis legen.
4. Die Matte nutzen, um die Zutaten fest zu einer Rolle zu formen.
5. In gleichmäßige Stücke schneiden und mit Sojasauce servieren.

Nährwerte (pro Portion): Kalorien 210 | Fett 7g | Kohlenhydrate 33g | Protein 4g

37. Kürbis-Suppe mit Kokosmilch

Zubereitungszeit: 10 Minuten | **Kochzeit:** 20 Minuten | **Portionen:** 2
Schwierigkeiten: Einfach

Zutaten

- 200g Kürbis, gewürfelt
- 200ml Kokosmilch
- 500ml Gemüsebrühe
- 1 EL Olivenöl
- Salz und Pfeffer zum Abschmecken

Zubereitung

1. Olivenöl in einem Topf erhitzen und die Kürbiswürfel einige Minuten anbraten.
2. Mit Gemüsebrühe ablöschen und 15 Minuten köcheln lassen, bis der Kürbis weich ist.
3. Kokosmilch hinzufügen und weitere 5 Minuten köcheln.
4. Die Suppe pürieren, mit Salz und Pfeffer abschmecken und heiß servieren.

Nährwerte (pro Portion): Kalorien 255 | Fett 19g | Kohlenhydrate 20g | Protein 3g

38. Thai-Salat mit Papaya und Erdnüssen

Zubereitungszeit: 10 Minuten | **Kochzeit:** 0 Minuten | **Portionen:** 2
Schwierigkeiten: Sehr einfach

Zutaten

- 100g grüne Papaya, geschält und geraspelt
- 50g Karotten, geraspelt
- 30g geröstete Erdnüsse, grob gehackt
- 2 EL Limettensaft
- 1 EL Fischsauce (oder vegane Alternative)

Zubereitung

1. Papaya und Karotten in einer Schüssel mischen.
2. Limettensaft und Fischsauce darüber geben und gut vermischen.
3. Mit gehackten Erdnüssen bestreuen und sofort servieren.

Nährwerte (pro Portion): Kalorien 145 | Fett 9g | Kohlenhydrate 13g | Protein 4g

39. Gemüse-Tajine

Zubereitungszeit: 10 Minuten | **Kochzeit:** 30 Minuten | **Portionen:** 2

Schwierigkeiten: Mittel

Zutaten

- 200g gemischtes Wurzelgemüse (z.B. Karotten, Süßkartoffeln), gewürfelt
- 1 kleine Zucchini, gewürfelt
- 200ml Gemüsebrühe
- 1 TL Ras el Hanout (Gewürzmischung)
- 1 EL Olivenöl

Zubereitung

1. Olivenöl in einer Tajine oder einem schweren Topf erhitzen.
2. Wurzelgemüse und Zucchini darin anbraten.
3. Ras el Hanout hinzufügen und kurz mit anrösten.
4. Mit Gemüsebrühe ablöschen und zugedeckt 30 Minuten köcheln lassen.
5. Heiß servieren.

Nährwerte (pro Portion): Kalorien 185 | Fett 7g | Kohlenhydrate 27g | Protein 4g

40. Spargelrisotto

Zubereitungszeit: 5 Minuten | **Kochzeit:** 25 Minuten | **Portionen:** 2

Schwierigkeiten: Mittel

Zutaten

- 150g Risottoreis
- 200g grüner Spargel, in Stücke geschnitten
- 500ml Gemüsebrühe
- 1 EL Olivenöl
- Salz und Pfeffer zum Abschmecken

Zubereitung

1. Olivenöl in einem Topf erhitzen und den Spargel 5 Minuten anbraten, bis er leicht gebräunt ist.
2. Risottoreis hinzufügen und unter ständigem Rühren 2 Minuten mitbraten.
3. Nach und nach heiße Gemüsebrühe hinzufügen, dabei ständig rühren, bis der Reis weich und cremig ist.

4. Mit Salz und Pfeffer abschmecken und servieren.

Nährwerte (pro Portion): Kalorien 350 | Fett 7g | Kohlenhydrate 65g | Protein 9g

41. Rote-Linsen-Dhal

Zubereitungszeit: 5 Minuten | **Kochzeit:** 20 Minuten | **Portionen:** 2

Schwierigkeiten: Einfach

Zutaten

- 100g rote Linsen
- 1 kleine Zwiebel, fein gehackt
- 500ml Gemüsebrühe
- 1 TL Kurkuma
- 1 EL Olivenöl

Zubereitung

1. Olivenöl in einem Topf erhitzen und die Zwiebel glasig dünsten.
2. Kurkuma und rote Linsen hinzufügen und kurz anbraten.
3. Mit Gemüsebrühe aufgießen und 20 Minuten köcheln lassen, bis die Linsen weich sind.
4. Mit Salz und Pfeffer abschmecken und servieren.

Nährwerte (pro Portion): Kalorien 235 | Fett 5g | Kohlenhydrate 34g | Protein 12g

42. Zucchini-Lasagne

Zubereitungszeit: 10 Minuten | **Kochzeit:** 30 Minuten | **Portionen:** 2

Schwierigkeiten: Mittel

Zutaten

- 2 große Zucchini, längs in dünne Scheiben geschnitten
- 200g passierte Tomaten
- 100g Ricotta
- 1 EL Olivenöl
- Salz und Pfeffer zum Abschmecken

Zubereitung

1. Ofen auf 190°C vorheizen.
2. Eine Schicht Zucchinischeiben in eine Auflaufform legen, mit etwas passierten Tomaten bedecken und Ricotta darauf verteilen.
3. Schichten wiederholen, bis alle Zutaten verbraucht sind, mit einer Schicht Zucchini enden.

4. Mit Olivenöl beträufeln und im Ofen 30 Minuten backen, bis die Oberseite gebräunt ist.

Nährwerte (pro Portion): Kalorien 285 | Fett 15g | Kohlenhydrate 25g | Protein 14g

43. Marokkanischer Kichererbsen-Eintopf

Zubereitungszeit: 10 Minuten | **Kochzeit:** 20 Minuten | **Portionen:** 2

Schwierigkeiten: Einfach

Zutaten

- 100g Kichererbsen, gekocht
- 200g gemischtes Gemüse (z.B. Karotten, Zucchini), gewürfelt
- 500ml Gemüsebrühe
- 1 TL Ras el Hanout
- 1 EL Olivenöl

Zubereitung

1. Olivenöl in einem Topf erhitzen und das Gemüse mit Ras el Hanout einige Minuten anbraten.
2. Kichererbsen und Gemüsebrühe hinzufügen und 20 Minuten köcheln lassen.
3. Heiß servieren.

Nährwerte (pro Portion): Kalorien 245 | Fett 8g | Kohlenhydrate 35g | Protein 9g

44. Grünes Thai-Curry mit Gemüse

Zubereitungszeit: 5 Minuten | **Kochzeit:** 15 Minuten | **Portionen:** 2

Schwierigkeiten: Einfach

Zutaten

- 200g gemischtes Gemüse (z.B. Brokkoli, Paprika, Bambussprossen)
- 200ml Kokosmilch
- 1 EL grüne Currypaste
- 1 EL Olivenöl
- Salz und Pfeffer zum Abschmecken

Zubereitung

1. Olivenöl in einer Pfanne erhitzen und die Currypaste kurz anbraten.
2. Gemüse hinzufügen und 5 Minuten anbraten.
3. Mit Kokosmilch ablöschen und 10 Minuten köcheln lassen, bis das Gemüse weich ist.
4. Mit Salz und Pfeffer abschmecken und servieren.

Nährwerte (pro Portion): Kalorien 265 | Fett 22g | Kohlenhydrate 15g | Protein 4g

45. Spaghetti mit Walnuss-Bolognese

Zubereitungszeit: 10 Minuten | **Kochzeit:** 20 Minuten | **Portionen:** 2
Schwierigkeiten: Einfach

Zutaten

- 150g Vollkornspaghetti
- 50g Walnüsse, grob gehackt
- 200g passierte Tomaten
- 1 Zwiebel, fein gehackt
- 1 EL Olivenöl

Zubereitung

1. Vollkornspaghetti nach Packungsanweisung kochen.
2. In der Zwischenzeit Olivenöl in einer Pfanne erhitzen und die gehackte Zwiebel glasig dünsten.
3. Walnüsse hinzufügen und einige Minuten mitbraten, bis sie leicht geröstet sind.
4. Passierte Tomaten einrühren und alles 15 Minuten köcheln lassen, um die Aromen zu entwickeln.
5. Die Bolognese mit Salz und Pfeffer abschmecken, über die gekochten Spaghetti geben und servieren.

Nährwerte (pro Portion): Kalorien 410 | Fett 20g | Kohlenhydrate 47g | Protein 14g

Kapitel 4: Entzündungshemmende Abendmahlzeiten

Nährstoffreiche, schmackhafte und einfache Rezepte für das Abendessen

46. Gegrillter Lachs mit Dill und Zitrone

Zubereitungszeit: 5 Minuten | **Kochzeit:** 15 Minuten | **Portionen:** 2

Schwierigkeiten: Einfach

Zutaten

- 2 Lachsfilets (je ca. 150g)
- 1 EL Olivenöl
- 1 Zitrone, in Scheiben geschnitten
- 1 EL frischer Dill, gehackt
- Salz und Pfeffer zum Abschmecken

Zubereitung

1. Lachsfilets mit Olivenöl bestreichen und mit Salz und Pfeffer würzen.
2. Auf den Grill legen und jede Seite etwa 7 Minuten garen, bis der Lachs durch ist.
3. In den letzten Minuten der Grillzeit die Zitronenscheiben auf den Lachs legen und mitdünsten.
4. Vor dem Servieren mit frischem Dill bestreuen.

Nährwerte (pro Portion): Kalorien 295 | Fett 18g | Kohlenhydrate 3g | Protein 30g

47. Rote Beete Carpaccio mit Walnuss-Dressing

Zubereitungszeit: 10 Minuten | **Kochzeit:** 0 Minuten | **Portionen:** 2

Schwierigkeiten: Einfach

Zutaten

- 2 große Rote Beete, roh und sehr dünn geschnitten
- 30g Walnüsse, grob gehackt
- 2 EL Olivenöl
- 1 EL Apfelessig
- Salz und Pfeffer zum Abschmecken

Zubereitung

1. Rote Beete auf Tellern anrichten.
2. Walnüsse in einer trockenen Pfanne kurz anrösten.

3. Olivenöl und Apfelessig zu einem Dressing verrühren, über die Rote Beete träufeln.

4. Mit gerösteten Walnüssen bestreuen und mit Salz und Pfeffer abschmecken.

Nährwerte (pro Portion): Kalorien 220 | Fett 18g | Kohlenhydrate 12g | Protein 4g

48. Geröstete Süßkartoffel mit Quark und Kräutern

Zubereitungszeit: 5 Minuten | **Kochzeit:** 30 Minuten | **Portionen:** 2

Schwierigkeiten: Einfach

Zutaten

- 2 mittelgroße Süßkartoffeln
- 100g Quark
- 1 EL Olivenöl
- 1 EL gemischte Kräuter (z.B. Thymian, Rosmarin), gehackt
- Salz und Pfeffer zum Abschmecken

Zubereitung

1. Süßkartoffeln gründlich waschen und mit Olivenöl bestreichen.

2. Bei 200°C im Ofen etwa 30 Minuten backen, bis sie weich sind.

3. Quark mit Kräutern vermischen und mit Salz und Pfeffer würzen.

4. Die Süßkartoffeln längs aufschneiden und mit dem Quark füllen.

Nährwerte (pro Portion): Kalorien 270 | Fett 9g | Kohlenhydrate 40g | Protein 8g

49. Pilzrisotto mit Trüffelöl

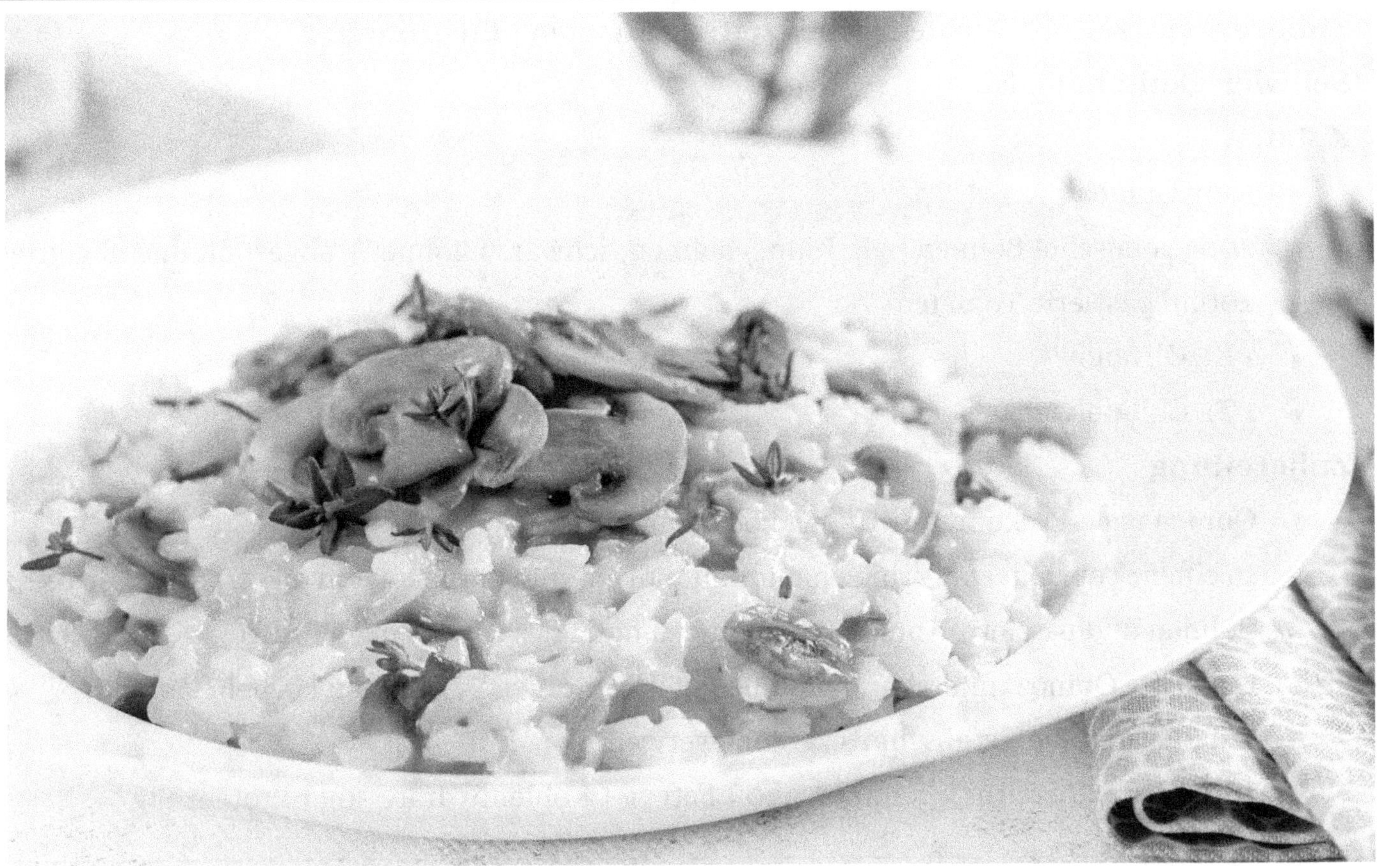

Zubereitungszeit: 5 Minuten | **Kochzeit:** 20 Minuten | **Portionen:** 2

Schwierigkeiten: Mittel

Zutaten

- 150g Risottoreis
- 200g gemischte Pilze, grob gehackt
- 500ml Gemüsebrühe
- 1 EL Olivenöl
- 1 TL Trüffelöl

Zubereitung

1. Olivenöl in einem Topf erhitzen und die Pilze anbraten, bis sie goldbraun sind.
2. Risottoreis hinzufügen und kurz mitbraten, bis er glasig ist.
3. Nach und nach heiße Gemüsebrühe hinzufügen und unter ständigem Rühren kochen, bis der Reis cremig und al dente ist.
4. Vom Herd nehmen und Trüffelöl unterrühren.

Nährwerte (pro Portion): Kalorien 350 | Fett 10g | Kohlenhydrate 53g | Protein 8g

50. Vegetarische Chili mit Quinoa

Zubereitungszeit: 10 Minuten | **Kochzeit:** 20 Minuten | **Portionen:** 2

Schwierigkeiten: Einfach

Zutaten

- 100g Quinoa
- 200g gemischte Bohnen (z.B. Kidneybohnen, schwarze Bohnen), abgespült und abgetropft
- 200ml passierte Tomaten
- 1 EL Olivenöl
- 1 TL Chilipulver

Zubereitung

1. Quinoa nach Packungsanweisung kochen.
2. In einem Topf Olivenöl erhitzen und Chilipulver kurz anrösten, um die Aromen freizusetzen.
3. Bohnen und passierte Tomaten hinzufügen und alles zum Kochen bringen.
4. Gekochte Quinoa unterrühren und bei niedriger Hitze 15 Minuten köcheln lassen.
5. Mit Salz und Pfeffer abschmecken und servieren.

Nährwerte (pro Portion): Kalorien 320 | Fett 7g | Kohlenhydrate 50g | Protein 14g

51. Spinat und Feta Gefüllte Hühnerbrust

Zubereitungszeit: 10 Minuten | **Kochzeit:** 20 Minuten | **Portionen:** 2

Schwierigkeiten: Mittel

Zutaten

- 2 Hühnerbrüste (je ca. 150g)
- 100g frischer Spinat, kurz geblanchiert
- 50g Feta, zerkrümelt
- 1 EL Olivenöl
- Salz und Pfeffer zum Abschmecken

Zubereitung

1. Hühnerbrüste seitlich einschneiden, um eine Tasche zu formen.
2. Spinat und Feta mischen und in die Taschen füllen.
3. Mit Küchengarn verschließen, mit Olivenöl bestreichen und mit Salz und Pfeffer würzen.
4. In einer Pfanne von beiden Seiten je 10 Minuten braten, bis das Hühnchen durchgegart ist.

Nährwerte (pro Portion): Kalorien 295 | Fett 15g | Kohlenhydrate 3g | Protein 35g

52. Kabeljau in Kräuterkruste

Zubereitungszeit: 5 Minuten | **Kochzeit:** 15 Minuten | **Portionen:** 2

Schwierigkeiten: Einfach

Zutaten

- 2 Kabeljaufilets (je ca. 150g)
- 2 EL Paniermehl
- 1 EL gemischte Kräuter (z.B. Petersilie, Dill), fein gehackt
- 1 EL Olivenöl
- Salz und Pfeffer zum Abschmecken

Zubereitung

1. Ofen auf 200°C vorheizen.
2. Paniermehl mit Kräutern, Salz und Pfeffer mischen.
3. Kabeljaufilets mit Olivenöl bestreichen, in die Kräutermischung drücken.
4. Auf ein Backblech legen und 15 Minuten backen, bis die Kruste goldbraun und knusprig ist.

Nährwerte (pro Portion): Kalorien 220 | Fett 7g | Kohlenhydrate 10g | Protein 30g

53. Ratatouille mit Auberginen und Tomaten

Zubereitungszeit: 10 Minuten | **Kochzeit:** 30 Minuten | **Portionen:** 2

Schwierigkeiten: Einfach

Zutaten

- 1 kleine Aubergine, in Würfel geschnitten
- 2 Tomaten, gewürfelt
- 1 Zucchini, in Würfel geschnitten
- 2 EL Olivenöl
- Salz und Pfeffer zum Abschmecken

Zubereitung

1. Olivenöl in einer großen Pfanne erhitzen.
2. Aubergine, Zucchini und Tomaten hinzufügen und bei mittlerer Hitze 30 Minuten köcheln lassen, bis das Gemüse weich ist.
3. Mit Salz und Pfeffer abschmecken und servieren.

Nährwerte (pro Portion): Kalorien 180 | Fett 14g | Kohlenhydrate 13g | Protein 3g

54. Gefüllte Zucchini mit Couscous und Pinienkernen

Zubereitungszeit: 10 Minuten | **Kochzeit:** 20 Minuten | **Portionen:** 2

Schwierigkeiten: Mittel

Zutaten

- 2 mittelgroße Zucchini, längs halbiert und ausgehöhlt
- 100g Couscous, gekocht
- 2 EL Pinienkerne, geröstet
- 1 EL Olivenöl
- Salz und Pfeffer zum Abschmecken

Zubereitung

1. Ofen auf 180°C vorheizen.
2. Couscous mit Pinienkernen, Olivenöl, Salz und Pfeffer mischen.
3. Die Zucchinihälften mit der Couscous-Mischung füllen.
4. Im Ofen 20 Minuten backen, bis die Zucchini weich sind.

Nährwerte (pro Portion): Kalorien 255 | Fett 9g | Kohlenhydrate 35g | Protein 7g

55. Garnelen-Pfanne mit Knoblauch und Brokkoli

Zubereitungszeit: 5 Minuten | **Kochzeit:** 10 Minuten | **Portionen:** 2

Schwierigkeiten: Einfach

Zutaten

- 200g Garnelen, geschält und entdarmt
- 200g Brokkoli, in kleine Röschen geschnitten
- 2 Knoblauchzehen, fein gehackt
- 1 EL Olivenöl
- Salz und Pfeffer zum Abschmecken

Zubereitung

1. Olivenöl in einer Pfanne erhitzen und den Knoblauch kurz anbraten.
2. Garnelen hinzufügen und 2-3 Minuten kochen, bis sie rosa sind.
3. Brokkoli hinzufügen und weitere 5-7 Minuten braten, bis alles gut durchgegart ist.
4. Mit Salz und Pfeffer abschmecken und servieren.

Nährwerte (pro Portion): Kalorien 220 | Fett 8g | Kohlenhydrate 6g | Protein 30g

56. Zitronen-Hähnchen mit Oliven

Zubereitungszeit: 10 Minuten | **Kochzeit:** 20 Minuten | **Portionen:** 2

Schwierigkeiten: Mittel

Zutaten

- 2 Hähnchenbrustfilets (je ca. 150g)
- 1 Zitrone, Saft und Zesten
- 50g grüne Oliven, entsteint und halbiert
- 1 EL Olivenöl
- Salz und Pfeffer zum Abschmecken

Zubereitung

1. Ofen auf 200°C vorheizen.
2. Hähnchenbrustfilets mit Olivenöl, Zitronensaft und -zesten marinieren. Mit Salz und Pfeffer würzen.
3. In eine Backform legen, Oliven hinzufügen und 20 Minuten backen, bis das Hähnchen durchgegart ist.
4. Heiß servieren.

Nährwerte (pro Portion): Kalorien 265 | Fett 12g | Kohlenhydrate 3g | Protein 35g

57. Vegetarische Paella mit Safran

Zubereitungszeit: 10 Minuten | **Kochzeit:** 30 Minuten | **Portionen:** 2

Schwierigkeiten: Mittel

Zutaten

- 150g Paella-Reis
- 200g gemischtes Gemüse (z.B. Paprika, Erbsen, Artischocken)
- 1 TL Safranfäden, in warmer Brühe eingeweicht
- 500ml Gemüsebrühe
- 1 EL Olivenöl

Zubereitung

1. Olivenöl in einer Paellapfanne erhitzen. Gemischtes Gemüse kurz anbraten.
2. Reis hinzufügen und 2 Minuten mitbraten, bis er glasig ist.
3. Safranbrühe und restliche Gemüsebrühe hinzufügen und ohne Umrühren köcheln lassen, bis der Reis die Flüssigkeit absorbiert hat und weich ist.

4. Vom Herd nehmen und 5 Minuten ruhen lassen bevor serviert wird.

Nährwerte (pro Portion): Kalorien 370 | Fett 7g | Kohlenhydrate 68g | Protein 8g

58. Wildlachs mit Avocado-Salsa

Zubereitungszeit: 5 Minuten | **Kochzeit:** 15 Minuten | **Portionen:** 2

Schwierigkeiten: Einfach

Zutaten

- 2 Wildlachsfilets (je ca. 150g)
- 1 reife Avocado, gewürfelt
- 1 kleine rote Zwiebel, fein gehackt
- 1 Tomate, gewürfelt
- 1 EL Olivenöl

Zubereitung

1. Ofen auf 200°C vorheizen.
2. Lachsfilets mit Olivenöl bestreichen und 15 Minuten backen.
3. Währenddessen Avocado, Tomate und Zwiebel zu einer Salsa vermischen.
4. Lachs aus dem Ofen nehmen und mit der Avocado-Salsa servieren.

Nährwerte (pro Portion): Kalorien 325 | Fett 20g | Kohlenhydrate 9g | Protein 30g

59. Gefüllte Paprika mit Bulgur und Koriander

Zubereitungszeit: 10 Minuten | **Kochzeit:** 30 Minuten | **Portionen:** 2

Schwierigkeiten: Mittel

Zutaten

- 2 große rote Paprikaschoten, halbiert und entkernt
- 100g Bulgur, gekocht
- 50g frischer Koriander, gehackt
- 1 EL Olivenöl
- Salz und Pfeffer zum Abschmecken

Zubereitung

1. Ofen auf 180°C vorheizen.
2. Bulgur mit Koriander, Olivenöl, Salz und Pfeffer mischen.
3. Die Paprikahälften mit der Bulgur-Mischung füllen.
4. Im Ofen 30 Minuten backen, bis die Paprika weich und die Füllung heiß ist.

5. Heiß servieren.

Nährwerte (pro Portion): Kalorien 255 | Fett 7g | Kohlenhydrate 42g | Protein 6g

60. Seeteufel mit Tomaten-Oliven-Caponata

Zubereitungszeit: 10 Minuten | **Kochzeit:** 15 Minuten | **Portionen:** 2

Schwierigkeiten: Mittel

Zutaten

- 2 Seeteufelfilets (je ca. 150g)
- 100g Kirschtomaten, halbiert
- 50g schwarze Oliven, entkernt und gehackt
- 1 EL Kapern
- 1 EL Olivenöl

Zubereitung

1. Ofen auf 200°C vorheizen.
2. Olivenöl in einer Pfanne erhitzen, Tomaten, Oliven und Kapern hinzufügen und 5 Minuten kochen lassen.
3. Seeteufelfilets in die Pfanne legen, mit der Tomaten-Oliven-Mischung überziehen und im Ofen 10 Minuten garen, bis der Fisch durch ist.
4. Heiß servieren.

Nährwerte (pro Portion): Kalorien 245 | Fett 11g | Kohlenhydrate 5g | Protein 32g

61. Thunfischsteak mit Sesamkruste

Zubereitungszeit: 5 Minuten | **Kochzeit:** 10 Minuten | **Portionen:** 2

Schwierigkeiten: Einfach

Zutaten

- 2 Thunfischsteaks (je ca. 150g)
- 2 EL Sesamsamen
- 1 EL Sojasauce
- 1 EL Olivenöl
- Salz und Pfeffer zum Abschmecken

Zubereitung

1. Thunfischsteaks mit Sojasauce bestreichen und in Sesamsamen wenden.

2. Olivenöl in einer Pfanne erhitzen und die Thunfischsteaks von jeder Seite ca. 2-3 Minuten braten, bis die gewünschte Garstufe erreicht ist.

3. Mit Salz und Pfeffer abschmecken und sofort servieren.

Nährwerte (pro Portion): Kalorien 310 | Fett 15g | Kohlenhydrate 3g | Protein 40g

62. Gegrilltes Gemüse mit Balsamico

Zubereitungszeit: 10 Minuten | **Kochzeit:** 20 Minuten | **Portionen:** 2
Schwierigkeiten: Einfach

Zutaten

- 200g gemischtes Gemüse (z.B. Zucchini, Paprika, Aubergine), in Streifen geschnitten
- 2 EL Balsamico-Essig
- 1 EL Olivenöl
- Salz und Pfeffer zum Abschmecken
- Frische Kräuter (optional)

Zubereitung

1. Gemüse mit Olivenöl und Balsamico-Essig mischen und mit Salz und Pfeffer würzen.

2. Gemüse auf dem Grill oder in einer Grillpfanne 20 Minuten grillen, bis es weich und leicht karamellisiert ist.

3. Mit frischen Kräutern garnieren und servieren.

Nährwerte (pro Portion): Kalorien 120 | Fett 7g | Kohlenhydrate 13g | Protein 2g

63. Hähnchen-Tagine mit Aprikosen

Zubereitungszeit: 10 Minuten | **Kochzeit:** 30 Minuten | **Portionen:** 2
Schwierigkeiten: Mittel

Zutaten

- 2 Hähnchenkeulen
- 50g getrocknete Aprikosen, grob gehackt
- 1 Zwiebel, fein gewürfelt
- 500ml Hühnerbrühe
- 1 EL Olivenöl
- 1 TL Ras el Hanout

Zubereitung

1. Olivenöl in einer Tagine oder einem schweren Topf erhitzen, Zwiebel und Hähnchenkeulen anbraten, bis sie goldbraun sind.
2. Ras el Hanout und Aprikosen hinzufügen und kurz mitbraten.
3. Mit Hühnerbrühe auffüllen und zugedeckt bei niedriger Hitze 30 Minuten schmoren lassen, bis das Hähnchen zart ist.
4. Heiß servieren.

Nährwerte (pro Portion): Kalorien 360 | Fett 18g | Kohlenhydrate 20g | Protein 30g

64. Gemüse-Lasagne mit Ziegenkäse

Zubereitungszeit: 15 Minuten | **Kochzeit:** 40 Minuten | **Portionen:** 2

Schwierigkeiten: Mittel

Zutaten

- 200g gemischtes Gemüse (z.B. Spinat, Zucchini), blanchiert
- 100g Ziegenkäse, zerbröckelt
- 6 Lasagneblätter, vorgekocht
- 200ml passierte Tomaten
- 1 EL Olivenöl

Zubereitung

1. Ofen auf 180°C vorheizen.
2. Eine Schicht Lasagneblätter in eine Auflaufform legen, darauf eine Schicht Gemüse und etwas Ziegenkäse geben, mit passierten Tomaten übergießen.
3. Vorgang wiederholen, bis alle Zutaten verbraucht sind, oberste Schicht sollte Tomaten sein.
4. Mit Olivenöl beträufeln und im Ofen 40 Minuten backen, bis die Oberfläche goldbraun ist.
5. Heiß servieren.

Nährwerte (pro Portion): Kalorien 365 | Fett 15g | Kohlenhydrate 40g | Protein 18g

65. Tofu in Erdnusssauce

Zubereitungszeit: 10 Minuten | **Kochzeit:** 10 Minuten | **Portionen:** 2

Schwierigkeiten: Einfach

Zutaten

- 200g fester Tofu, in Würfel geschnitten
- 2 EL Erdnussbutter
- 1 EL Sojasauce

- 1 EL Olivenöl
- 1 Knoblauchzehe, fein gehackt

Zubereitung

1. Olivenöl in einer Pfanne erhitzen und den Knoblauch kurz anbraten.
2. Tofuwürfel hinzufügen und goldbraun anbraten.
3. Erdnussbutter und Sojasauce in die Pfanne geben, gut umrühren, bis der Tofu gleichmäßig überzogen ist und die Sauce heiß ist.
4. Heiß servieren.

Nährwerte (pro Portion): Kalorien 295 | Fett 22g | Kohlenhydrate 8g | Protein 19g

66. Gebackener Blumenkohl mit Tahini-Dressing

Zubereitungszeit: 5 Minuten | **Kochzeit:** 25 Minuten | **Portionen:** 2

Schwierigkeiten: Einfach

Zutaten

- 1 kleiner Blumenkohl, in Röschen zerteilt
- 2 EL Tahini
- 1 Zitrone, Saft ausgepresst
- 1 EL Olivenöl
- Salz und Pfeffer zum Abschmecken

Zubereitung

1. Ofen auf 200°C vorheizen.
2. Blumenkohlröschen mit Olivenöl, Salz und Pfeffer mischen und auf einem Backblech verteilen.
3. 25 Minuten backen, bis der Blumenkohl goldbraun und knusprig ist.
4. Tahini und Zitronensaft mischen, über den gebackenen Blumenkohl träufeln und servieren.

Nährwerte (pro Portion): Kalorien 210 | Fett 15g | Kohlenhydrate 16g | Protein 5g

67. Forelle mit Mandelkruste

Zubereitungszeit: 5 Minuten | **Kochzeit:** 15 Minuten | **Portionen:** 2

Schwierigkeiten: Mittel

Zutaten

- 2 Forellenfilets (je ca. 150g)
- 30g Mandeln, gehackt

- 1 EL Butter
- Salz und Pfeffer zum Abschmecken
- 1 EL Petersilie, fein gehackt

Zubereitung

1. Ofen auf 180°C vorheizen.
2. Butter in einer Pfanne schmelzen und Mandeln hinzufügen, leicht rösten.
3. Forellenfilets salzen und pfeffern, in eine Auflaufform legen.
4. Geröstete Mandeln und geschmolzene Butter über die Forellen streuen.
5. 15 Minuten backen, bis die Forelle durchgegart ist.
6. Mit Petersilie bestreuen und servieren.

Nährwerte (pro Portion): Kalorien 315 | Fett 22g | Kohlenhydrate 2g | Protein 28g

68. Portobello-Pilze mit Spinatfüllung

Zubereitungszeit: 10 Minuten | **Kochzeit:** 20 Minuten | **Portionen:** 2
Schwierigkeiten: Mittel

Zutaten

- 4 große Portobello-Pilze, Stiele entfernt
- 100g frischer Spinat, grob gehackt
- 50g Feta, zerkrümelt
- 1 EL Olivenöl
- Salz und Pfeffer zum Abschmecken

Zubereitung

1. Ofen auf 180°C vorheizen.
2. Spinat in einer Pfanne mit etwas Olivenöl kurz dünsten, bis er zusammenfällt.
3. Feta unter den Spinat mischen und mit Salz und Pfeffer würzen.
4. Die Pilzkappen mit der Spinat-Feta-Mischung füllen.
5. Im Ofen 20 Minuten backen, bis die Pilze weich sind.

Nährwerte (pro Portion): Kalorien 180 | Fett 12g | Kohlenhydrate 10g | Protein 8g

69. Jakobsmuscheln mit Mango-Salsa

Zubereitungszeit: 10 Minuten | **Kochzeit:** 5 Minuten | **Portionen:** 2
Schwierigkeiten: Einfach

Zutaten

- 6 Jakobsmuscheln
- 1 reife Mango, gewürfelt
- 1 kleine rote Zwiebel, fein gewürfelt
- 1 EL Limettensaft
- 1 EL Olivenöl

Zubereitung

1. Mango, rote Zwiebel und Limettensaft zu einer Salsa vermischen.
2. Olivenöl in einer Pfanne erhitzen und die Jakobsmuscheln von jeder Seite ca. 2 Minuten anbraten, bis sie goldbraun sind.
3. Jakobsmuscheln mit der Mango-Salsa servieren.

Nährwerte (pro Portion): Kalorien 230 | Fett 8g | Kohlenhydrate 20g | Protein 20g

70. Entenbrust mit Granatapfel-Glasur

Zubereitungszeit: 10 Minuten | **Kochzeit:** 20 Minuten | **Portionen:** 2
Schwierigkeiten: Mittel

Zutaten

5. 2 Entenbrustfilets (je ca. 150g)
6. 100ml Granatapfelsaft
7. 1 EL Honig
8. 1 TL frischer Rosmarin, fein gehackt
9. Salz und Pfeffer zum Abschmecken

Zubereitung

- Ofen auf 200°C vorheizen.
- Entenbrüste salzen und pfeffern, Hautseite in einer kalten Pfanne ansetzen und langsam erhitzen, um das Fett auszulassen.
- Hautseite etwa 5 Minuten braten, bis sie knusprig ist, dann wenden und auf der Fleischseite 2 Minuten braten.
- In eine Auflaufform umsetzen.
- Granatapfelsaft, Honig und Rosmarin in der Pfanne erhitzen, um eine Reduktion zu bilden.
- Die Glasur über die Entenbrüste geben und im Ofen 10-15 Minuten fertig garen.
- Heiß servieren, mit übriger Glasur beträufeln.

Nährwerte (pro Portion): Kalorien 385 | Fett 22g | Kohlenhydrate 15g | Protein 30g

Wie Sie ein Abendessen organisieren können, das der ganzen Familie schmeckt

Ein nährstoffreiches Abendessen zu kreieren, das nicht nur gesund ist, sondern auch der ganzen Familie schmeckt, kann eine echte Herausforderung sein, besonders in einem Haushalt mit unterschiedlichen Geschmäckern und Ernährungspräferenzen. Es erfordert Planung, Kreativität und manchmal auch ein wenig Diplomatie. Hier einige strategische Überlegungen, die Ihnen helfen können, diese Herausforderung zu meistern und Abendessen zu gestalten, die sowohl nahrhaft als auch köstlich sind.

Verständnis und Akzeptanz

Der erste Schritt in der Organisation eines solchen Abendessens ist das Verständnis und die Akzeptanz der individuellen Geschmackspräferenzen und ernährungsbedingten Bedürfnisse jeder Person. Dies bedeutet, sich die Zeit zu nehmen, um herauszufinden, was jedes Familienmitglied mag und nicht mag, welche Lebensmittelunverträglichkeiten oder Allergien vorhanden sind und was eventuell aus gesundheitlichen Gründen vermieden werden sollte. Ein offenes Gespräch über Lebensmittelvorlieben kann helfen, Missverständnisse zu vermeiden und stellt sicher, dass sich jeder am Tisch wohl fühlt.

Flexible Menüplanung

Flexibilität in der Menüplanung ist entscheidend. Es ist oft praktisch, Mahlzeiten zu planen, die leicht anpassbar sind, um verschiedenen Ernährungsbedürfnissen gerecht zu werden. Beispielsweise können Sie eine Basis wie Quinoa oder braunen Reis wählen und verschiedene Beilagen oder Toppings anbieten, die jeder nach Belieben hinzufügen kann, wie gegrilltes Gemüse, Hülsenfrüchte, Nüsse oder gewürfeltes Hähnchen. Solche Optionen ermöglichen es jedem Familienmitglied, sein Gericht nach eigenem Geschmack zu gestalten.

Integration von Geschmack und Gesundheit

Die Kunst, entzündungshemmende Mahlzeiten zu kreieren, die der ganzen Familie schmecken, liegt darin, Geschmack mit Gesundheit zu verbinden. Nutzen Sie Gewürze und Kräuter, die nicht nur gesundheitsfördernde Eigenschaften haben, sondern auch intensiven Geschmack bieten. Kurkuma, Ingwer, Knoblauch und frische Kräuter wie Basilikum oder Petersilie können Gerichten eine aromatische Tiefe verleihen, die sie unwiderstehlich macht. Experimentieren Sie mit verschiedenen Küchen der Welt, die natürlicherweise eine Vielzahl von Gewürzen verwenden, wie die mediterrane, asiatische oder indische Küche.

Gemeinsames Kocherlebnis

Ein weiterer Ansatz, der häufig Erfolg verspricht, ist, das Abendessen zu einem gemeinsamen Kocherlebnis zu machen. Wenn Kinder und Partner in die Zubereitung der Mahlzeiten einbezogen werden, steigt die Wahrscheinlichkeit, dass sie das Essen auch genießen. Dies kann eine einfache Aufgabe sein, wie das Waschen von Gemüse, das Rühren von Saucen oder das Zusammenstellen von Gerichten. Ein solches Engagement kann auch eine hervorragende Gelegenheit sein, grundlegende Ernährungsprinzipien und Kochfähigkeiten zu vermitteln.

Schaffung einer einladenden Atmosphäre

Die Atmosphäre spielt eine wesentliche Rolle dabei, wie eine Mahlzeit wahrgenommen wird. Ein ansprechend gedeckter Tisch, etwas entspannende Musik im Hintergrund und die Vermeidung von Störungen durch Technologie können dazu beitragen, dass das Abendessen zu einem angenehmen Erlebnis wird. Wenn die Mahlzeit in einer entspannten und positiven Umgebung genossen wird, sind die Menschen eher geneigt, das Essen zu schätzen und eine gesunde Beziehung zum Essen zu entwickeln.

Regelmäßige Evaluierung

Schließlich ist es wichtig, regelmäßig Feedback zu den Mahlzeiten einzuholen und bereit zu sein, Anpassungen vorzunehmen. Was gestern funktioniert hat, ist vielleicht nicht das, was morgen funktioniert. Kinder und ihre Geschmäcker entwickeln sich, und was sie heute ablehnen, könnten sie morgen lieben. Behalten Sie ein offenes Ohr für die Wünsche und Bedürfnisse Ihrer Familie, und seien Sie bereit, Ihr Menü entsprechend anzupassen.

Die Organisation eines Abendessens, das sowohl entzündungshemmend als auch familienfreundlich ist, erfordert Geduld und Einfallsreichtum. Doch die Belohnung – ein gesunder, glücklicher Haushalt – ist die Mühe wert. Durch die Berücksichtigung dieser Aspekte können Sie sicherstellen, dass Ihre Abendmahlzeiten nicht nur nährstoffreich und gesund sind, sondern auch von allen geschätzt und genossen werden.

Kapitel 5: Entzündungshemmende Snacks

Schnelle und einfache Rezepte für Snacks zum Mitnehmen zur Arbeit oder in die Schule

71. Karottensticks mit Kichererbsen-Dip

Zubereitungszeit: 10 Minuten | **Kochzeit:** 0 Minuten | **Portionen:** 2

Schwierigkeiten: Einfach

Zutaten

- 200g Karotten, in Sticks geschnitten
- 100g Kichererbsen, gekocht
- 1 EL Olivenöl
- 1 Knoblauchzehe, fein gehackt
- Salz und Pfeffer zum Abschmecken

Zubereitung

1. Kichererbsen, Olivenöl und Knoblauch in einem Mixer pürieren, bis eine glatte Paste entsteht.
2. Mit Salz und Pfeffer abschmecken.
3. Dip in eine kleine Schüssel füllen und mit Karottensticks servieren.

Nährwerte (pro Portion): Kalorien 180 | Fett 7g | Kohlenhydrate 24g | Protein 5g

72. Mandel-Joghurt mit Beeren

Zubereitungszeit: 5 Minuten | **Kochzeit:** 0 Minuten | **Portionen:** 2

Schwierigkeiten: Sehr einfach

Zutaten

- 200g Mandeljoghurt
- 100g gemischte Beeren (z.B. Blaubeeren, Erdbeeren)
- 1 EL Honig
- 1 TL gemahlene Mandeln
- Ein paar Minzblätter zur Dekoration

Zubereitung

1. Mandeljoghurt auf zwei Schüsseln verteilen.
2. Beeren waschen und trocknen, auf dem Joghurt verteilen.

3. Mit Honig beträufeln und gemahlenen Mandeln bestreuen.

4. Mit Minzblättern garnieren und servieren.

Nährwerte (pro Portion): Kalorien 220 | Fett 9g | Kohlenhydrate 28g | Protein 6g

73. Grüne Smoothie-Bowls

Zubereitungszeit: 5 Minuten | **Kochzeit:** 0 Minuten | **Portionen:** 2

Schwierigkeiten: Einfach

Zutaten

- 1 reife Banane
- 100g frischer Spinat
- 100ml Mandelmilch
- 1 EL Chiasamen
- Ein paar Früchte zur Dekoration (z.B. Kiwi, Beeren)

Zubereitung

1. Banane, Spinat und Mandelmilch in einem Mixer pürieren, bis die Mischung glatt ist.

2. In zwei Schüsseln gießen.

3. Mit Chiasamen und frischen Früchten dekorieren.

4. Sofort genießen.

Nährwerte (pro Portion): Kalorien 150 | Fett 3g | Kohlenhydrate 26g | Protein 4g

74. Sesam-Energiebällchen

Zubereitungszeit: 15 Minuten | **Kochzeit:** 0 Minuten | **Portionen:** 2

Schwierigkeiten: Einfach

Zutaten

- 100g Datteln, entkernt
- 50g Mandeln
- 2 EL Sesamsamen
- 1 TL Kokosöl
- Eine Prise Zimt

Zubereitung

1. Datteln und Mandeln in einem Mixer fein hacken, bis eine klebrige Masse entsteht.

2. Kokosöl und Zimt hinzufügen und gut vermischen.

3. Aus der Masse kleine Bällchen formen und in Sesamsamen wälzen.

4. Im Kühlschrank fest werden lassen und als Snack genießen.

Nährwerte (pro Portion): Kalorien 295 | Fett 15g | Kohlenhydrate 35g | Protein 6g

75. Geröstete Kürbiskerne

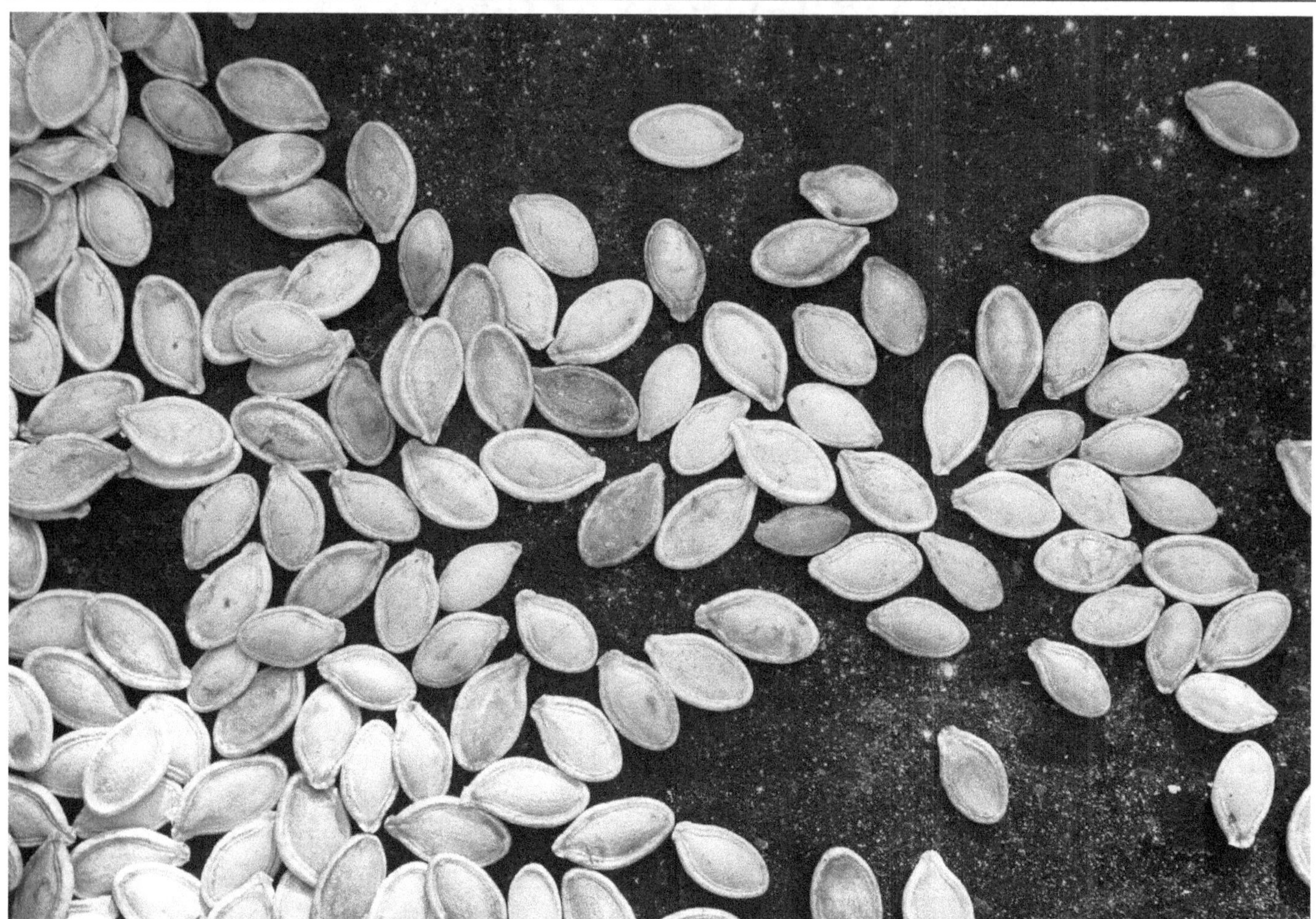

Zubereitungszeit: 5 Minuten | **Kochzeit:** 10 Minuten | **Portionen:** 2

Schwierigkeiten: Sehr einfach

Zutaten

- 100g Kürbiskerne
- 1 TL Olivenöl
- Salz und optional eine Prise Paprikapulver

Zubereitung

1. Ofen auf 180°C vorheizen.
2. Kürbiskerne mit Olivenöl und Salz (und Paprikapulver, falls verwendet) mischen.
3. Auf einem Backblech verteilen und 10 Minuten rösten, bis sie knusprig sind.
4. Abkühlen lassen und als knusprigen Snack genießen.

Nährwerte (pro Portion): Kalorien 180 | Fett 15g | Kohlenhydrate 3g | Protein 9g

76. Apfel-Zimt-Chips

Zubereitungszeit: 5 Minuten | **Kochzeit:** 30 Minuten | **Portionen:** 2

Schwierigkeiten: Einfach

Zutaten

- 2 Äpfel, dünn geschnitten
- 1 TL Zimt
- Ein Spritzer Zitronensaft

Zubereitung

1. Ofen auf 100°C vorheizen.
2. Apfelscheiben mit Zitronensaft beträufeln und gleichmäßig mit Zimt bestreuen.
3. Auf einem Backblech auslegen und 30 Minuten backen, bis sie trocken und knusprig sind.
4. Vollständig abkühlen lassen und als gesunden, süßen Snack genießen.

Nährwerte (pro Portion): Kalorien 95 | Fett 0g | Kohlenhydrate 25g | Protein 1g

77. Gemüsechips mit Guacamole

Zubereitungszeit: 10 Minuten | **Kochzeit:** 20 Minuten | **Portionen:** 2

Schwierigkeiten: Mittel

Zutaten

- 100g gemischtes Gemüse (z.B. Karotten, Süßkartoffeln, Pastinaken), dünn geschnitten
- 1 reife Avocado
- Saft einer halben Limette
- Salz und Pfeffer

Zubereitung

1. Ofen auf 180°C vorheizen.
2. Gemüsescheiben auf einem Backblech verteilen, mit wenig Olivenöl besprühen und salzen.
3. 20 Minuten backen, bis sie knusprig sind.
4. Avocado mit Limettensaft zerdrücken und mit Salz und Pfeffer würzen.
5. Gemüsechips mit frischer Guacamole servieren.

Nährwerte (pro Portion): Kalorien 200 | Fett 15g | Kohlenhydrate 15g | Protein 2g

78. Nuss-Müsli-Riegel

Zubereitungszeit: 10 Minuten | **Kochzeit:** 20 Minuten | **Portionen:** 2
Schwierigkeiten: Mittel

Zutaten

- 50g gemischte Nüsse, grob gehackt
- 50g Haferflocken
- 2 EL Honig
- 1 EL Kokosöl
- Eine Prise Zimt

Zubereitung

1. Ofen auf 160°C vorheizen.
2. Alle Zutaten in einer Schüssel gut vermischen.
3. Die Mischung in eine kleine, mit Backpapier ausgelegte Form drücken.
4. 20 Minuten backen, bis die Riegel fest sind.
5. Abkühlen lassen und in Riegel schneiden.

Nährwerte (pro Portion): Kalorien 250 | Fett 15g | Kohlenhydrate 25g | Protein 5g

79. Edamame mit Meersalz

Zubereitungszeit: 2 Minuten | **Kochzeit:** 5 Minuten | **Portionen:** 2
Schwierigkeiten: Sehr einfach

Zutaten

- 200g Edamame (frisch oder gefroren)
- 1 TL Meersalz

Zubereitung

1. Edamame in kochendem Wasser 5 Minuten garen, bis sie weich sind.
2. Abgießen und sofort mit Meersalz bestreuen.
3. Warm servieren oder abkühlen lassen für einen knackigen Snack.

Nährwerte (pro Portion): Kalorien 120 | Fett 5g | Kohlenhydrate 9g | Protein 11g

80. Granatapfel-Joghurt

Zubereitungszeit: 5 Minuten | **Kochzeit:** 0 Minuten | **Portionen:** 2
Schwierigkeiten: Sehr einfach

Zutaten

- 200g griechischer Joghurt
- 100g Granatapfelkerne
- 1 TL Honig
- Eine Prise gemahlener Kardamom

Zubereitung

1. Griechischen Joghurt in zwei Schüsseln aufteilen.
2. Honig und Kardamom unter den Joghurt rühren.
3. Mit Granatapfelkernen garnieren und sofort servieren.

Nährwerte (pro Portion): Kalorien 165 | Fett 4g | Kohlenhydrate 18g | Protein 10g

81. Avocado-Schokoladenpudding

Zubereitungszeit: 10 Minuten | **Kochzeit:** 0 Minuten | **Portionen:** 2

Schwierigkeiten: Einfach

Zutaten

- 1 reife Avocado
- 2 EL Kakaopulver
- 2 EL Ahornsirup
- 1 TL Vanilleextrakt
- Eine Prise Salz

Zubereitung

1. Das Fruchtfleisch der Avocado in einen Mixer geben.
2. Kakaopulver, Ahornsirup, Vanilleextrakt und eine Prise Salz hinzufügen.
3. Alles zu einer glatten Masse pürieren.
4. In Dessertschälchen füllen und kalt stellen, bis der Pudding fest wird.
5. Kalt servieren.

Nährwerte (pro Portion): Kalorien 240 | Fett 15g | Kohlenhydrate 24g | Protein 3g

82. Kokoswasser mit Chia

Zubereitungszeit: 5 Minuten + 30 Minuten Quellzeit | **Kochzeit:** 0 Minuten | **Portionen:** 2

Schwierigkeiten: Sehr einfach

Zutaten

- 500ml Kokoswasser

- 2 EL Chiasamen
- Ein Spritzer Limettensaft
- Ein paar Minzblätter zur Dekoration

Zubereitung

1. Chiasamen in das Kokoswasser einrühren.
2. Mindestens 30 Minuten im Kühlschrank quellen lassen, bis die Samen aufgequollen sind.
3. Vor dem Servieren mit Limettensaft beträufeln und mit Minzblättern garnieren.

Nährwerte (pro Portion): Kalorien 130 | Fett 5g | Kohlenhydrate 18g | Protein 4g

83. Geröstete Sojabohnen

Zubereitungszeit: 2 Minuten | **Kochzeit:** 15 Minuten | **Portionen:** 2

Schwierigkeiten: Einfach

Zutaten

- 100g trockene Sojabohnen
- 1 TL Olivenöl
- Salz und Paprikapulver nach Geschmack

Zubereitung

1. Ofen auf 180°C vorheizen.
2. Sojabohnen mit Olivenöl, Salz und Paprikapulver mischen.
3. Auf einem Backblech ausbreiten und 15 Minuten rösten, bis sie knusprig sind.
4. Abkühlen lassen und als proteinreichen Snack genießen.

Nährwerte (pro Portion): Kalorien 150 | Fett 6g | Kohlenhydrate 10g | Protein 12g

84. Brombeer-Limetten-Smoothie

Zubereitungszeit: 5 Minuten | **Kochzeit:** 0 Minuten | **Portionen:** 2

Schwierigkeiten: Sehr einfach

Zutaten

- 150g Brombeeren
- 250ml Wasser oder Kokoswasser
- Saft einer Limette
- 1 TL Honig (optional)
- Einige Eiswürfel

Zubereitung

1. Brombeeren, Limettensaft, Wasser oder Kokoswasser, Honig und Eiswürfel in einen Mixer geben.
2. Zu einem glatten Smoothie verarbeiten.
3. In Gläser füllen und sofort servieren.

Nährwerte (pro Portion): Kalorien 60 | Fett 0.5g | Kohlenhydrate 14g | Protein 1g

85. Mandelmilch-Latte

Zubereitungszeit: 5 Minuten | **Kochzeit:** 5 Minuten | **Portionen:** 2

Schwierigkeiten: Sehr einfach

Zutaten

- 500ml Mandelmilch
- 1 TL Zimt
- 1 TL Vanilleextrakt
- 1 TL Honig (optional)

Zubereitung

1. Mandelmilch in einem Topf bei mittlerer Hitze erwärmen, aber nicht kochen.
2. Zimt, Vanilleextrakt und optional Honig hinzufügen.
3. Gut umrühren, bis die Mischung heiß und schaumig ist.
4. In zwei Tassen gießen und sofort servieren.

Nährwerte (pro Portion): Kalorien 100 | Fett 2.5g | Kohlenhydrate 15g | Protein 1g

86. Blaubeer-Kokosnuss-Snackbälle

Zubereitungszeit: 10 Minuten | **Kochzeit:** 0 Minuten | **Portionen:** 2

Schwierigkeiten: Einfach

Zutaten

- 50g Blaubeeren
- 50g Haferflocken
- 2 EL Kokosraspeln
- 1 EL Honig
- 1 EL Kokosöl

Zubereitung

1. Alle Zutaten in einen Mixer geben und zu einer klebrigen Masse verarbeiten.
2. Mit angefeuchteten Händen kleine Bällchen aus der Masse formen.

3. Die Bällchen können sofort serviert oder im Kühlschrank aufbewahrt werden, um sie später zu genießen.

Nährwerte (pro Portion): Kalorien 200 | Fett 10g | Kohlenhydrate 25g | Protein 3g

87. Vegane Käsestangen

Zubereitungszeit: 10 Minuten | **Kochzeit:** 15 Minuten | **Portionen:** 2

Schwierigkeiten: Mittel

Zutaten

- 100g Vollkornmehl
- 50g vegane Margarine
- 50g Hefeflocken
- 1 TL Knoblauchpulver
- 1 TL Paprikapulver

Zubereitung

1. Ofen auf 180°C vorheizen.
2. Alle Zutaten zu einem Teig verkneten.
3. Aus dem Teig kleine Stangen formen.
4. Auf ein mit Backpapier belegtes Backblech legen und 15 Minuten backen, bis sie goldbraun sind.
5. Abkühlen lassen und servieren.

Nährwerte (pro Portion): Kalorien 270 | Fett 15g | Kohlenhydrate 25g | Protein 8g

88. Dattel-Walnuss-Riegel

Zubereitungszeit: 10 Minuten | **Kochzeit:** 0 Minuten | **Portionen:** 2

Schwierigkeiten: Einfach

Zutaten

- 100g Datteln, entsteint
- 50g Walnüsse
- 1 TL Zimt
- 1 TL Kokosöl

Zubereitung

1. Datteln, Walnüsse, Zimt und Kokosöl in einem Mixer zu einer gleichmäßigen Masse verarbeiten.

2. Die Masse auf einem Backpapier ausrollen und in Riegel schneiden.

3. Im Kühlschrank fest werden lassen, dann servieren.

Nährwerte (pro Portion): Kalorien 300 | Fett 15g | Kohlenhydrate 40g | Protein 4g

89. Geröstete Kichererbsen mit Curry

Zubereitungszeit: 5 Minuten | **Kochzeit:** 20 Minuten | **Portionen:** 2

Schwierigkeiten: Einfach

Zutaten

- 100g Kichererbsen, abgetropft und getrocknet
- 1 TL Currypulver
- 1 EL Olivenöl
- Salz nach Geschmack

Zubereitung

1. Ofen auf 200°C vorheizen.

2. Kichererbsen mit Olivenöl und Currypulver mischen.

3. Auf einem Backblech verteilen und 20 Minuten rösten, bis sie knusprig sind.

4. Mit Salz abschmecken und servieren.

Nährwerte (pro Portion): Kalorien 180 | Fett 7g | Kohlenhydrate 20g | Protein 7g

90. Gurkenscheiben mit Lachstatar

Zubereitungszeit: 10 Minuten | **Kochzeit:** 0 Minuten | **Portionen:** 2

Schwierigkeiten: Einfach

Zutaten

- 1 große Gurke, in dicke Scheiben geschnitten
- 100g frischer Lachs, fein gewürfelt
- 1 EL Olivenöl
- Frischer Dill, fein gehackt
- Salz und frisch gemahlener schwarzer Pfeffer

Zubereitung

1. Lachs in einer Schüssel mit Olivenöl, Dill, Salz und Pfeffer vermischen.

2. Jede Gurkenscheibe mit einer kleinen Menge Lachstatar belegen.

3. Sofort servieren oder kühlen, bis zum Verzehr.

Nährwerte (pro Portion): Kalorien 150 | Fett 9g | Kohlenhydrate 4g | Protein 12g

Kapitel 6: Entzündungshemmende Desserts

Rezepte für leckere und gesunde Nachspeisen

91. Avocado-Schokoladenmousse

Zubereitungszeit: 10 Minuten | **Kochzeit:** 0 Minuten | **Portionen:** 2
Schwierigkeiten: Einfach

Zutaten

- 1 reife Avocado
- 2 EL Kakaopulver
- 2 EL Ahornsirup
- 1 TL Vanilleextrakt
- Eine Prise Salz

Zubereitung

1. Das Avocadofleisch in einen Mixer geben.
2. Kakaopulver, Ahornsirup, Vanilleextrakt und eine Prise Salz hinzufügen.
3. Alles zu einer glatten, cremigen Mousse verarbeiten.
4. In Dessertschalen füllen und vor dem Servieren kalt stellen.

Nährwerte (pro Portion): Kalorien 280 | Fett 15g | Kohlenhydrate 36g | Protein 4g

92. Birnen-Crumble mit Haferflocken

Zubereitungszeit: 10 Minuten | **Kochzeit:** 20 Minuten | **Portionen:** 2
Schwierigkeiten: Einfach

Zutaten

- 2 Birnen, geschält und gewürfelt
- 50g Haferflocken
- 1 EL Kokosöl
- 1 TL Zimt
- 1 EL Honig

Zubereitung

1. Ofen auf 180°C vorheizen.
2. Birnenwürfel in eine kleine Backform geben.
3. Haferflocken, Kokosöl, Zimt und Honig in einer Schüssel mischen, bis eine krümelige Masse entsteht.
4. Die Mischung über die Birnen streuen.
5. 20 Minuten backen, bis die Oberfläche golden und knusprig ist.
6. Warm servieren.

Nährwerte (pro Portion): Kalorien 250 | Fett 8g | Kohlenhydrate 42g | Protein 3g

93. Kokosnuss-Bananen-Eis

Zubereitungszeit: 5 Minuten (plus Gefrierzeit) | **Kochzeit:** 0 Minuten | **Portionen:** 2
Schwierigkeiten: Sehr einfach

Zutaten

- 2 reife Bananen, gefroren
- 100ml Kokosmilch
- 1 TL Vanilleextrakt
- Eine Prise Zimt

Zubereitung

1. Gefrorene Bananen, Kokosmilch, Vanilleextrakt und Zimt in einen Hochleistungsmixer geben.
2. Alles zu einer glatten, eisähnlichen Masse pürieren.
3. Sofort servieren oder für eine festere Konsistenz kurz ins Gefrierfach stellen.

Nährwerte (pro Portion): Kalorien 180 | Fett 7g | Kohlenhydrate 28g | Protein 2g

94. Beeren-Tarte mit Nussboden

Zubereitungszeit: 15 Minuten | **Kochzeit:** 10 Minuten | **Portionen:** 2
Schwierigkeiten: Mittel

Zutaten

- 100g gemischte Nüsse
- 100g gemischte Beeren
- 1 EL Kokosöl
- 1 EL Honig

- Eine Prise Salz

Zubereitung

1. Nüsse und Kokosöl in einem Mixer zu einer feinen Masse verarbeiten.
2. Die Masse in kleine Tarteformen drücken, um den Boden zu bilden.
3. Im Kühlschrank 10 Minuten fest werden lassen.
4. Beeren mit Honig mischen und auf dem Nussboden verteilen.
5. Sofort servieren oder kühl stellen bis zum Verzehr.

Nährwerte (pro Portion): Kalorien 320 | Fett 20g | Kohlenhydrate 30g | Protein 6g

95. Veganer Kürbiskuchen

Zubereitungszeit: 15 Minuten | **Kochzeit:** 45 Minuten | **Portionen:** 2
Schwierigkeiten: Mittel

Zutaten

- 200g Kürbispüree
- 50g Vollkornmehl
- 1 EL Ahornsirup
- 1 TL Zimt
- 1 TL Kokosöl

Zubereitung

1. Ofen auf 180°C vorheizen.
2. Alle Zutaten in einer Schüssel gut vermischen, bis ein gleichmäßiger Teig entsteht.
3. Eine kleine Kuchenform mit Kokosöl einfetten und den Teig einfüllen.
4. 45 Minuten backen, bis der Kuchen fest ist und eine eingesetzte Gabel sauber herauskommt.
5. Auskühlen lassen und servieren.

Nährwerte (pro Portion): Kalorien 245 | Fett 5g | Kohlenhydrate 45g | Protein 4g

96. Apfel-Zimt-Sorbet

Zubereitungszeit: 10 Minuten | **Kochzeit:** 0 Minuten + Gefrierzeit | **Portionen:** 2
Schwierigkeiten: Einfach

Zutaten

- 2 große Äpfel, geschält, entkernt und gewürfelt
- 1 TL Zimt
- 1 EL Honig

- Saft von 1/2 Zitrone

Zubereitung

1. Apfelwürfel, Zimt, Honig und Zitronensaft in einen Mixer geben.
2. Zu einer glatten Masse pürieren.
3. Die Masse in einem flachen Behälter einfrieren, bis sie fest ist.
4. Vor dem Servieren leicht antauen lassen und erneut kurz durchmixen, um die Sorbet-Textur zu erreichen.
5. Sofort servieren.

Nährwerte (pro Portion): Kalorien 120 | Fett 0g | Kohlenhydrate 31g | Protein 1g

97. Mangolassi mit Kurkuma

Zubereitungszeit: 5 Minuten | **Kochzeit:** 0 Minuten | **Portionen:** 2
Schwierigkeiten: Sehr einfach

Zutaten

- 1 reife Mango, geschält und gewürfelt
- 200ml Joghurt
- 1/2 TL Kurkuma
- 1 EL Honig
- Eine Prise gemahlener Kardamom

Zubereitung

1. Mango, Joghurt, Kurkuma, Honig und Kardamom in einen Mixer geben.
2. Alles zu einer glatten, cremigen Masse verarbeiten.
3. In Gläser füllen und sofort kühlen oder servieren.

Nährwerte (pro Portion): Kalorien 150 | Fett 2g | Kohlenhydrate 28g | Protein 5g

98. Pflaumenkompott mit Vanille

Zubereitungszeit: 5 Minuten | **Kochzeit:** 20 Minuten | **Portionen:** 2
Schwierigkeiten: Einfach

Zutaten

- 200g Pflaumen, entsteint und geviertelt
- 1 Vanilleschote, aufgeschlitzt
- 1 EL Honig
- 50ml Wasser

Zubereitung

1. Pflaumen, Vanilleschote, Honig und Wasser in einen kleinen Topf geben.
2. Auf niedriger Hitze 20 Minuten köcheln lassen, bis die Pflaumen weich sind und eine sämige Sauce entstanden ist.
3. Vanilleschote entfernen und das Kompott warm oder kalt servieren.

Nährwerte (pro Portion): Kalorien 120 | Fett 0g | Kohlenhydrate 30g | Protein 1g

99. Kirsch-Schokoladen-Trüffel

Zubereitungszeit: 15 Minuten | **Kochzeit:** 0 Minuten | **Portionen:** 2
Schwierigkeiten: Mittel

Zutaten

- 50g dunkle Schokolade, mindestens 70% Kakao
- 25g getrocknete Kirschen
- 1 EL Kokosöl
- 1 TL Kakaopulver
- Eine Prise Meersalz

Zubereitung

1. Schokolade und Kokosöl in einem Wasserbad schmelzen.
2. Getrocknete Kirschen fein hacken und in die geschmolzene Schokolade rühren.
3. Kleine Portionen der Mischung mit einem Löffel entnehmen und zu Kugeln formen.
4. Die Kugeln in Kakaopulver wälzen und mit einer Prise Meersalz bestreuen.
5. Im Kühlschrank fest werden lassen und kalt servieren.

Nährwerte (pro Portion): Kalorien 200 | Fett 14g | Kohlenhydrate 18g | Protein 2g

100. Brombeer-Lavendel-Eiscreme

Zubereitungszeit: 10 Minuten | **Kochzeit:** 0 Minuten + Gefrierzeit | **Portionen:** 2
Schwierigkeiten: Einfach

Zutaten

- 150g Brombeeren
- 100ml Kokosmilch
- 1 TL getrockneter Lavendel
- 1 EL Honig
- Eine Prise Salz

Zubereitung

1. Alle Zutaten in einen leistungsstarken Mixer geben und zu einer glatten Masse pürieren.
2. Die Masse in einen Gefrierbehälter geben und mindestens 4 Stunden oder über Nacht gefrieren, bis sie fest ist.
3. Vor dem Servieren einige Minuten bei Raumtemperatur stehen lassen, um die Eiscreme leichter portionieren zu können.
4. Kugeln formen und sofort servieren.

Nährwerte (pro Portion): Kalorien 180 | Fett 11g | Kohlenhydrate 20g | Protein 2g

101. Rohe Dattel-Brownies

Zubereitungszeit: 15 Minuten | **Kochzeit:** 0 Minuten | **Portionen:** 2

Schwierigkeiten: Einfach

Zutaten

- 100g Datteln, entkernt
- 50g rohe Walnüsse
- 2 EL Kakaopulver
- 1 TL Vanilleextrakt
- Eine Prise Salz

Zubereitung

1. Datteln, Walnüsse, Kakaopulver, Vanilleextrakt und Salz in einen Lebensmittelprozessor geben.
2. Alles zu einer klebrigen Masse verarbeiten.
3. Die Masse in eine kleine Form drücken und glatt streichen.
4. Im Kühlschrank fest werden lassen, dann in kleine Quadrate schneiden und servieren.

Nährwerte (pro Portion): Kalorien 300 | Fett 15g | Kohlenhydrate 40g | Protein 5g

102. Pfirsich-Melba mit Himbeeren

Zubereitungszeit: 5 Minuten | **Kochzeit:** 5 Minuten | **Portionen:** 2

Schwierigkeiten: Sehr einfach

Zutaten

- 2 reife Pfirsiche, entsteint und halbiert
- 100g Himbeeren
- 1 EL Honig

- 50ml Wasser
- Einige Minzblätter zur Dekoration

Zubereitung

1. Wasser und Honig in einem kleinen Topf erhitzen, bis der Honig sich aufgelöst hat.
2. Pfirsiche dazugeben und bei niedriger Hitze 5 Minuten köcheln lassen.
3. Pfirsiche auf Teller legen, Himbeeren darüber verteilen.
4. Mit der Honigsauce beträufeln und mit Minzblättern garnieren.
5. Sofort servieren.

Nährwerte (pro Portion): Kalorien 120 | Fett 0.5g | Kohlenhydrate 28g | Protein 2g

103. Erdbeeren mit Balsamico-Reduktion

Zubereitungszeit: 5 Minuten | **Kochzeit:** 10 Minuten | **Portionen:** 2
Schwierigkeiten: Sehr einfach

Zutaten

- 200g Erdbeeren, halbiert
- 50ml Balsamico-Essig
- 1 EL Honig

Zubereitung

1. Balsamico-Essig und Honig in einem kleinen Topf bei mittlerer Hitze köcheln lassen, bis die Mischung auf die Hälfte reduziert ist.
2. Die Sauce abkühlen lassen.
3. Erdbeeren auf Teller verteilen und mit der abgekühlten Balsamico-Reduktion beträufeln.
4. Sofort servieren.

Nährwerte (pro Portion): Kalorien 100 | Fett 0g | Kohlenhydrate 23g | Protein 1g

104. Vegane Kokosnuss-Panna Cotta

Zubereitungszeit: 10 Minuten | **Kochzeit:** 5 Minuten + Kühlzeit | **Portionen:** 2
Schwierigkeiten: Mittel

Zutaten

- 200ml Kokosmilch
- 1 EL Agar-Agar
- 2 EL Ahornsirup
- 1 TL Vanilleextrakt

- Eine Prise Salz

Zubereitung

1. Kokosmilch und Agar-Agar in einem Topf bei mittlerer Hitze unter ständigem Rühren aufkochen lassen.
2. Hitze reduzieren und 2-3 Minuten köcheln lassen.
3. Ahornsirup, Vanilleextrakt und eine Prise Salz einrühren.
4. Die Mischung in kleine Formen gießen und abkühlen lassen.
5. Mindestens 4 Stunden im Kühlschrank fest werden lassen.
6. Zum Servieren die Panna Cotta auf Teller stürzen.

Nährwerte (pro Portion): Kalorien 250 | Fett 22g | Kohlenhydrate 12g | Protein 2g

105. Aprikosen-Tartlets mit Mandelkruste

Zubereitungszeit: 15 Minuten | **Kochzeit:** 20 Minuten | **Portionen:** 2

Schwierigkeiten: Mittel

Zutaten

- 100g getrocknete Aprikosen, in kleine Stücke geschnitten
- 50g gemahlene Mandeln
- 1 EL Kokosöl
- 1 EL Honig
- Eine Prise Zimt

Zubereitung

1. Ofen auf 180°C vorheizen.
2. Gemahlene Mandeln, Kokosöl und Zimt in einer Schüssel vermischen, bis eine krümelige Teigmasse entsteht.
3. Die Teigmasse in kleine Tartlet-Formen drücken, um den Boden und die Ränder zu formen.
4. Die Aprikosenstücke gleichmäßig auf den Teigböden verteilen.
5. Jedes Tartlet mit einem Teelöffel Honig beträufeln.
6. Im Ofen etwa 20 Minuten backen, bis die Ränder goldbraun sind.
7. Aus dem Ofen nehmen und vor dem Servieren abkühlen lassen.

Nährwerte (pro Portion): Kalorien 320 | Fett 18g | Kohlenhydrate 36g | Protein 6g

Tipps zu alternativen Süßungsmitteln und Zutaten

In der Welt der entzündungshemmenden Ernährung spielt die Auswahl der richtigen Zutaten eine entscheidende Rolle, besonders wenn es um Desserts geht. Traditionelle Nachspeisen sind oft reich an raffiniertem Zucker, der Entzündungen fördern kann. Doch es gibt zahlreiche gesunde Alternativen, die es ermöglichen, köstliche und entzündungshemmende Desserts zu genießen, ohne auf den süßen Geschmack verzichten zu müssen. Diese Tipps helfen Ihnen, alternative Süßungsmittel und Zutaten zu wählen, die nicht nur gut schmecken, sondern auch Ihrem Körper guttun.

Natürliche Süßungsmittel als Alternative

Der Verzicht auf raffinierten Zucker ist ein guter Anfang, aber was sind die Alternativen? Natürliche Süßungsmittel können eine hervorragende Option sein, da sie oft zusätzliche Nährstoffe enthalten und einen niedrigeren glykämischen Index aufweisen, was zu geringeren Blutzuckerspitzen führt.

- **Honig**, insbesondere roher oder nicht verarbeiteter Honig, ist reich an Antioxidantien und kann entzündungshemmende Eigenschaften haben. Er ist auch süßer als Zucker, sodass Sie möglicherweise weniger davon verwenden können.
- **Ahornsirup** ist ein weiteres natürliches Süßungsmittel, das Spurenelemente wie Zink und Mangan enthält. Es bietet eine reiche, manchmal leicht rauchige Süße und ist eine ausgezeichnete Wahl für viele Desserts.
- **Datteln** sind eine hervorragende Zutat in Desserts. Sie sind nicht nur natürlich süß, sondern auch reich an Ballaststoffen, was hilft, die Verdauung zu fördern und Entzündungen zu reduzieren. Dattelpaste kann als Ersatz für Zucker in Rezepten verwendet werden und fügt eine natürliche Süße hinzu.

Fettquellen überdenken

Die Art des Fettes in Desserts kann auch einen Unterschied in deren entzündungshemmenden Eigenschaften machen. Anstelle von gesättigten Fetten wie Butter können Sie ungesättigte Fette wie **Avocado**, **Olivenöl** oder **Kokosöl** verwenden, die reich an gesunden Fettsäuren sind. Diese Öle tragen nicht nur zur Gesundheit bei, sondern verleihen Desserts auch eine herrliche Textur und sind eine gesunde Basis für Cremes und Gebäcke.

Mehlalternativen entdecken

Traditionelles Weizenmehl kann bei manchen Menschen Entzündungen fördern, besonders bei denen, die empfindlich auf Gluten reagieren. Glücklicherweise gibt es viele glutenfreie Alternativen, die gesundheitliche Vorteile bieten.

- **Mandelmehl** und **Kokosmehl** sind beliebte glutenfreie Optionen, die reich an Proteinen und Ballaststoffen sind. Sie geben Backwaren eine angenehm nussige Note und sind hervorragend für die Textur von Kuchen und Keksen geeignet.
- **Hafermehl** kann eine weitere ausgezeichnete Wahl sein, besonders wenn es aus glutenfreiem Hafer hergestellt wird. Es ist reich an löslichen Fasern, die helfen können, den Cholesterinspiegel zu senken und Entzündungen zu reduzieren.

Antioxidantien in Früchten nutzen

Viele Desserts können durch die Hinzufügung von frischen oder gefrorenen Früchten verbessert werden, die reich an Vitaminen, Mineralstoffen und Antioxidantien sind. **Beeren**, **Kirschen** und **Äpfel** sind besonders reich an entzündungshemmenden Verbindungen und können roh oder gekocht verwendet werden, um Desserts natürlich zu süßen und zu bereichern.

Gewürze als Geschmacks- und Gesundheitsbooster

Gewürze wie **Zimt**, **Muskat** und **Kardamom** sind nicht nur für ihre Fähigkeit bekannt, Tiefe und Komplexität zu den Geschmacksprofilen von Desserts hinzuzufügen, sondern sie bieten auch gesundheitliche Vorteile. Zimt zum Beispiel hat nachweislich entzündungshemmende Eigenschaften und kann helfen, den Blutzuckerspiegel zu regulieren.

Die Kunst, entzündungshemmende Desserts zu kreieren, liegt nicht nur im Ersatz von Zucker oder Mehl, sondern in einem ganzheitlichen Ansatz zur Auswahl jedes Bestandteils des Rezepts. Durch das Experimentieren mit verschiedenen natürlichen Süßungsmitteln, gesunden Fetten und glutenfreien Mehlen sowie dem Hinzufügen von frischen Früchten und Gewürzen können Sie Desserts zubereiten, die nicht nur unglaublich lecker, sondern auch förderlich für Ihre Gesundheit sind. Diese Alternativen ermöglichen es Ihnen, den Genuss von Süßem neu zu definieren und dabei den Körper zu nähren und zu schützen.

Kapitel 7: Essensplan und Einkaufsliste

14-Tage-Mahlzeitenplan

Tag	Frühstück	Mittagessen	Abendessen	Snacks	Dessert
1	Haferflocken mit Beeren und Kurkuma	Linsen-Curry mit Süßkartoffeln	Gegrillter Lachs mit Dill und Zitrone	Karottensticks mit Kichererbsen-Dip	Avocado-Schokoladenmousse
2	Grüner Smoothie mit Spinat und Ingwer	Gerösteter Gemüsesalat mit Quinoa	Rote Beete Carpaccio mit Walnuss-Dressing	Mandel-Joghurt mit Beeren	Birnen-Crumble mit Haferflocken
3	Chia-Pudding mit Mango und Kokos	Zucchininudeln mit Avocado-Pesto	Pilzrisotto mit Trüffelöl	Grüne Smoothie-Bowls	Kokosnuss-Bananen-Eis
4	Buchweizen-Pancakes mit Apfelmus	Kichererbsen-Salat mit Gurken und Dill	Vegetarische Chili mit Quinoa	Sesam-Energiebällchen	Beeren-Tarte mit Nussboden
5	Quinoa-Brei mit Zimt und Nüssen	Quinoa-Stuffed Paprikas	Spinat und Feta Gefüllte Hühnerbrust	Geröstete Kürbiskerne	Veganer Kürbiskuchen
6	Veganer Joghurt mit Granola und Antioxidantien	Brokkoli-Suppe mit Ingwer	Kabeljau in Kräuterkruste	Apfel-Zimt-Chips	Apfel-Zimt-Sorbet
7	Avocado-Toast mit Radieschen und Leinsamen	Mediterraner Bohnensalat	Ratatouille mit Auberginen und Tomaten	Gemüsechips mit Guacamole	Mangolassi mit Kurkuma
8	Süßkartoffel-Hash mit Grünkohl	Süßkartoffel-Boote mit Spinat-Füllung	Gefüllte Zucchini mit Couscous und Pinienkernen	Nuss-Müsli-Riegel	Pflaumenkompott mit Vanille

Tag	Frühstück	Mittagessen	Abendessen	Snacks	Dessert
9	Mandel-Porridge mit Birnen	Vegane Buddha-Bowl	Garnelen-Pfanne mit Knoblauch und Brokkoli	Edamame mit Meersalz	Kirsch-Schokoladen-Trüffel
10	Frühstückswraps mit Tofu und Spinat	Auberginen-Rollatini mit Cashew-Ricotta	Zitronen-Hähnchen mit Oliven	Granatapfel-Joghurt	Brombeer-Lavendel-Eiscreme
11	Hirse-Pilz-Omelett	Grünkohlsalat mit gerösteten Kichererbsen	Vegetarische Paella mit Safran	Avocado-Schokoladenpudding	Rohe Dattel-Brownies
12	Protein-Smoothie mit Blaubeeren und Hanfsamen	Kürbis-Risotto	Wildlachs mit Avocado-Salsa	Kokoswasser mit Chia	Pfirsich-Melba mit Himbeeren
13	Kürbis-Muffins mit Nüssen	Vollkorn-Wraps mit Hummus und Rote Bete	Gefüllte Paprika mit Bulgur und Koriander	Geröstete Sojabohnen	Erdbeeren mit Balsamico-Reduktion
14	Rote Beete und Quinoa-Salat	Gemüse-Paella	Seeteufel mit Tomaten-Oliven-Caponata	Brombeer-Limetten-Smoothie	Vegane Kokosnuss-Panna Cotta

Tipps für effizientes und sparsames Einkaufen

1. **Frisches und buntes Gemüse:** Kaufe eine Vielfalt an farbenfrohem Gemüse ein. Denke an Blattgemüse wie Spinat und Grünkohl, leuchtende Paprika, nährstoffreiches Brokkoli und vielseitige Tomaten. Diese Gemüsesorten sind reich an Vitaminen, Mineralien und Antioxidantien, die Entzündungen bekämpfen und das Immunsystem stärken.

2. **Vollkornprodukte:** Ersetze raffinierte Körner durch Vollkornprodukte. Quinoa, brauner Reis, Vollkornpasta und Hafer sind alles hervorragende Optionen. Diese Körner sind reich an Ballaststoffen, die die Verdauung fördern und bei der Cholesterinverwaltung helfen.

3. **Magere Proteine:** Wähle magere Proteinquellen, um Entzündungen zu reduzieren. Optimal sind hautloses Geflügel, Fisch, Bohnen, Linsen und Tofu. Diese Optionen bieten wesentliche Nährstoffe, ohne die gesättigten Fette, die in anderen Proteinquellen gefunden werden.

4. **Herzfreundliche Fette:** Integriere Quellen von ungesättigten Fetten in deine Ernährung, wie Avocados, Nüsse, Samen und Olivenöl. Diese Fette können helfen, Cholesterinwerte zu verbessern und allgemeine Herzensgesundheit zu unterstützen.

5. **Früchte voller Geschmack:** Stocke auf mit frischen Früchten wie Beeren, Zitrusfrüchten, Äpfeln und Birnen. Früchte, die reich an Vitaminen und Antioxidantien sind, eignen sich hervorragend als leckere und nahrhafte Ergänzungen zu deinen Mahlzeiten und Snacks.

6. **Milchprodukte oder Milchalternativen:** Füge deiner Einkaufsliste fettarme oder fettfreie Milchprodukte sowie pflanzliche Alternativen hinzu. Diese Produkte liefern Kalzium und Vitamin D ohne die zusätzlichen gesättigten Fette, die in Vollfettmilchprodukten enthalten sind.

7. **Aromatische Kräuter und Gewürze:** Verwende Kräuter und Gewürze, um deine Gerichte zu verfeinern, anstatt dich auf überschüssiges Salz zu verlassen. Knoblauch, Ingwer, Kurkuma und Kräuter wie Rosmarin und Thymian verleihen nicht nur Geschmack, sondern tragen auch zur Gesundheit bei und unterstützen die entzündungshemmenden Prozesse im Körper.

8. **Omega-3-reiche Lebensmittel:** Priorisiere fetthaltige Fische wie Lachs, Makrele und Forelle für ihre Omega-3-Fettsäuren. Diese gesunden Fette sind bekannt dafür, die Herzgesundheit zu unterstützen und Entzündungen zu reduzieren.

9. **Snackoptionen:** Für den kleinen Hunger zwischendurch wähle herzgesunde Snacks wie rohe Nüsse, Samen oder ein Stück Obst. Vermeide die Versuchung von verarbeiteten Snacks, die reich an Salz, Zucker und ungesunden Fetten sind.

Schlussfolgerung

Die Reise zu einem entzündungshemmenden Lebensstil ist eine transformative Erfahrung, die weit über die bloße Auswahl bestimmter Lebensmittel hinausgeht. Sie beeinflusst tiefgreifend unsere Gesundheit, unser Wohlbefinden und unsere Lebensqualität. Durch das Verständnis der Zusammenhänge zwischen Entzündungen und Ernährung haben wir die Macht, nicht nur unseren Körper, sondern auch unseren Geist und unsere Seele zu nähren. Diese Schlussfolgerung fasst die entscheidenden Erkenntnisse zusammen und bietet praktische Leitlinien, um diesen gesunden Weg nicht nur einzuschlagen, sondern ihn auch dauerhaft zu beschreiten.

Zusammenfassung der Vorteile einer entzündungshemmenden Ernährung

Eine entzündungshemmende Ernährung umarmt das Prinzip, den Körper durch sorgfältig ausgewählte Lebensmittel zu nähren, die aktiv dazu beitragen, Entzündungsprozesse zu minimieren. Diese Ernährungsweise ist weit mehr als nur eine Methode zur Krankheitsprävention; sie verbessert umfassend die Lebensqualität und unterstützt den Körper in seinen natürlichen Heilungsprozessen. Die Vorteile einer solchen Ernährung sind vielschichtig und tiefgreifend.

Der erste und vielleicht offensichtlichste Vorteil ist die Stärkung des Immunsystems. Lebensmittel, die reich an Vitaminen, Mineralstoffen und Antioxidantien sind, unterstützen die körpereigenen Abwehrkräfte. Insbesondere der hohe Gehalt an Omega-3-Fettsäuren, wie sie in Fisch und bestimmten Pflanzenölen vorkommen, kann helfen, die Produktion von entzündungsfördernden Substanzen im Körper zu reduzieren. Dies trägt dazu bei, dass das Immunsystem effizienter und ausgewogener reagiert, ohne dabei gesundes Gewebe anzugreifen.

Darüber hinaus hat eine entzündungshemmende Ernährung direkte Auswirkungen auf die Herzgesundheit. Durch die Reduzierung entzündlicher Prozesse im Körper kann das Risiko für Arteriosklerose und andere Herz-Kreislauf-Erkrankungen deutlich gesenkt werden. Die regelmäßige Aufnahme von entzündungshemmenden Lebensmitteln wie Blattgemüse, Nüssen und Beeren trägt zur Gesundheit der Blutgefäße bei und kann den Cholesterinspiegel sowie den Blutdruck verbessern.

Ein weiterer wichtiger Aspekt ist die Regulierung des Blutzuckerspiegels. Lebensmittel mit einem niedrigen glykämischen Index und einem hohen Ballaststoffgehalt helfen, die Zuckerfreisetzung in den Blutkreislauf zu verlangsamen, was zu einer stabilen Energieversorgung über den Tag hinweg führt. Dies ist besonders für Menschen mit Diabetes oder einer Prädisposition dafür von Vorteil, kann aber auch die allgemeine Energie und das Wohlbefinden verbessern.

Die Förderung der Darmgesundheit ist ein weiterer zentraler Punkt der entzündungshemmenden Diät. Ein gesunder Darm wirkt sich direkt auf das gesamte Immunsystem aus und kann helfen, systemische Entzündungen zu reduzieren. Eine Ernährung, die reich an probiotischen und präbiotischen Lebensmitteln ist, fördert eine gesunde Darmflora, was essenziell für die Aufrechterhaltung des immunologischen Gleichgewichts und die Verhinderung von Autoimmunerkrankungen ist.

Zuletzt wirkt sich eine entzündungshemmende Ernährung auch positiv auf die mentale Gesundheit aus. Chronische Entzündungen sind oft mit einem erhöhten Risiko für Depressionen und Angstzustände verbunden. Lebensmittel, die reich an Omega-3-Fettsäuren und Antioxidantien sind, können helfen, die Symptome dieser Zustände zu mildern und die allgemeine Stimmung und kognitive Funktion zu verbessern.

Insgesamt ermöglicht die entzündungshemmende Ernährung nicht nur eine Reduktion von Gesundheitsrisiken, sondern fördert auch aktiv ein langes und vitales Leben. Sie verbessert die tägliche Lebensqualität durch die Linderung von Schmerzen, die Verbesserung der körperlichen Funktion und das Angebot an energetisierenden Nährstoffen, die den Körper den ganzen Tag über unterstützen. Mit dieser Ernährungsweise wählen wir bewusst einen Weg, der zu einer besseren Gesundheit führt und diese beibehält.

Den Weg zu einer besseren Gesundheit einschlagen und beibehalten

Der Schritt zu einer entzündungshemmenden Ernährung ist mehr als nur eine diätetische Entscheidung; es ist ein umfassendes Bekenntnis zu einem gesünderen Lebensstil. Dieser Weg ist nicht immer einfach, denn er erfordert nicht nur anfängliche Veränderungen, sondern auch das Durchhaltevermögen, diese neuen Gewohnheiten dauerhaft zu integrieren. Um diesen Übergang erfolgreich zu gestalten und langfristig aufrechtzuerhalten, sind einige wichtige Aspekte zu berücksichtigen.

Zunächst ist es entscheidend, ein tiefes Verständnis dafür zu entwickeln, wie entzündliche Prozesse die Gesundheit beeinflussen und wie eine entzündungshemmende Ernährung diesen entgegenwirken kann. Bildung ist hier der Schlüssel. Je mehr man über die Auswirkungen von Lebensmitteln auf den Körper weiß, desto einfacher ist es, motiviert zu bleiben und die richtigen Entscheidungen zu treffen. Es geht darum, sich bewusst zu machen, dass jede Mahlzeit eine Gelegenheit ist, den Körper zu nähren und zu heilen.

Die praktische Umsetzung einer solchen Ernährung im Alltag erfordert Planung und Organisation. Es beginnt mit der bewussten Auswahl von Lebensmitteln beim Einkaufen und setzt sich fort in der Zubereitung von Mahlzeiten, die sowohl nahrhaft als auch genussvoll sind. Es ist hilfreich, Mahlzeiten vorauszuplanen und sicherzustellen, dass alle notwendigen Zutaten verfügbar sind. Dies verhindert spontane Entscheidungen, die oft zu ungesünderen Essenswahlen führen.

Flexibilität ist ebenfalls ein wesentlicher Faktor für die langfristige Aufrechterhaltung einer entzündungshemmenden Diät. Es ist unrealistisch und unnötig, sich strikt und ohne Ausnahme an bestimmte Ernährungsregeln zu halten. Vielmehr sollte man lernen, mit Situationen umzugehen, in denen es schwierig ist, die idealen Ernährungsoptionen zu finden. Ein flexibler Ansatz ermöglicht es, auch in sozialen oder besonderen Situationen ohne Schuldgefühle teilzunehmen.

Eine unterstützende Gemeinschaft kann ebenfalls von unschätzbarem Wert sein. Der Austausch mit anderen, die ähnliche Ziele verfolgen, bietet nicht nur neue Ideen und Inspiration, sondern auch emotionale Unterstützung. Gemeinsame Mahlzeiten, Kochabende oder auch nur der Austausch von Rezepten können sehr bereichernd sein und dazu beitragen, dass man sich weniger isoliert fühlt in seinem Bestreben, gesund zu leben.

Schließlich ist es wichtig, regelmäßig zu reflektieren und die eigene Ernährung anzupassen. Gesundheitliche Bedürfnisse können sich ändern, ebenso wie die wissenschaftlichen Erkenntnisse über gesunde Ernährung. Regelmäßige Gesundheitschecks und eine Anpassung der Ernährungsgewohnheiten sind notwendig, um sicherzustellen, dass die Diät weiterhin den gewünschten Nutzen bringt.

Geduld und Selbstfürsorge sind dabei nicht zu unterschätzen. Veränderungen in der Ernährung und im Lebensstil sind Prozesse, die Zeit brauchen. Es ist wichtig, sich selbst gegenüber nachsichtig zu sein und kleine Rückschläge als Teil des Weges zu akzeptieren. Jeder Tag bietet eine neue Gelegenheit, gesunde Entscheidungen zu treffen und sich selbst und seiner Gesundheit etwas Gutes zu tun. Indem man lernt, diesen Prozess zu genießen und die vielen kleinen Erfolge zu feiern, kann der Weg zu einer besseren Gesundheit zu einer bereichernden und erfüllenden Lebensreise werden.

Abschließend lässt sich sagen, dass die Umstellung auf eine entzündungshemmende Ernährung eine tiefgreifende Entscheidung ist, die unser gesamtes Leben positiv beeinflussen kann. Sie fordert uns auf, bewusster zu leben, unsere Gesundheit aktiv in die Hand zu nehmen und die Verantwortung für unser Wohlbefinden zu übernehmen. Mit den richtigen Informationen, einer unterstützenden Gemeinschaft und einer Portion Geduld können wir diese Lebensweise erfolgreich umsetzen und beibehalten. Es ist eine lohnende Investition in unsere Zukunft, die es uns ermöglicht, mit Vitalität und Optimismus in jedem Lebensalter zu strahlen.

SCANNEN SIE DEN QR-CODE

ODER KOPIEREN UND EINFÜGEN DER URL

https://gretelmartell.aweb.page/p/b6734ad6-64fc-4536-893f-78cf86d38c7b